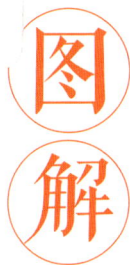

中医适宜技术操作入门丛书

图解

自我康复推拿

◉ 总 主 编　张伯礼

◉ 副总主编　郭 义　王金贵

◉ 主 编　房 纬

中国健康传媒集团

中国医药科技出版社

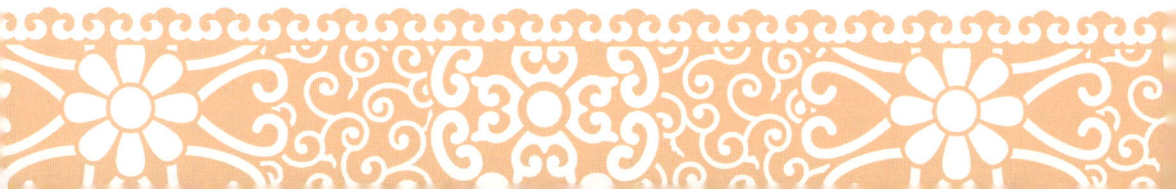

内 容 提 要

本着"看得懂、学得会、用得上"的编写原则，本书重点突出自我康复推拿的临床操作技术及相关知识。全书图文并茂，更配以操作视频，用二维码的形式附于正文相应位置，方便实用，真正实现"看得见的操作、听得见的讲解"。适于广大针灸推拿临床工作者、基层医师及中医爱好者参考使用。

图书在版编目（CIP）数据

图解自我康复推拿 / 房纬主编 . —北京 : 中国医药科技出版社，2018.1
（中医适宜技术操作入门丛书）
ISBN 978-7-5067-9624-8

Ⅰ . ①图… Ⅱ . ①房… Ⅲ . ①推拿—图解 Ⅳ . ① R244.1-64

中国版本图书馆 CIP 数据核字（2017）第 250722 号

本书视频音像电子出版物专用书号：

ISBN 978-7-88728-197-5
9 787887 281975 >

美术编辑 陈君杞

版式设计 也 在

出版 **中国健康传媒集团** | 中国医药科技出版社

地址 北京市海淀区文慧园北路甲 22 号

邮编 100082

电话 发行：010 - 62227427 邮购：010 - 62236938

网址 www.cmstp.com

规格 710×1000mm $\frac{1}{16}$

印张 14 $\frac{1}{2}$

字数 229 千字

版次 2018 年 1 月第 1 版

印次 2019 年 4 月第 2 次印刷

印刷 三河市万龙印装有限公司

经销 全国各地新华书店

书号 ISBN 978-7-5067-9624-8

定价 **42.00 元**

本书编委会

主　　编　房　纬

副 主 编　李华南　林向前　范　青

编　　委　（按姓氏笔画排序）

王大力　王海腾　田少飞

包　安　李　建　宋华隆

张　玮　陈英英　赵　娜

海兴华　樊炜骏

图片摄制　田　斌　杨铁军　尹中雅

王序

中医药是中国古代科学技术的瑰宝，是打开中华文明宝库的钥匙。一直以来，中医药以独特的理论、独特的技术在护佑中华民族健康中发挥着独特的作用。正如习近平总书记在全国卫生与健康大会上所强调的，中医药学是我国各族人民在长期生产、生活和同疾病做斗争中逐步形成并不断丰富发展的医学科学，是我国具有独特理论和技术方法的体系。

"千淘万漉虽辛苦，吹尽狂沙始见金。"从针刺到艾灸，从贴敷到推拿，从刮痧到拔罐，这些技术经过历史的筛选，成为中医药这个宝库中的珍宝，以其操作便捷、疗效独特、安全可靠受到历代医家的青睐，并深深地融入人民群众的日常生活中。这些独特的技术不仅成为中医药独特的标识基因，更成为人民群众养生保健、疗病祛疾的重要选择。

党的十八大以来，以习近平同志为核心的党中央把中医药提升到国家战略高度、作为建设健康中国的重要内容，提出了一系列振兴发展中医药的新思想、新论断、新要求，谋划和推进了一系列事关中医药发展的重大举措，出台了《中华人民共和国中医药法》，印发了《中医药发展战略规划纲要（2016—2030年）》，建立了国务院中医药工作部际联席会议制度，发表了《中国的中医药》白皮书，推动中医药从认识到实践的全局性、深层次的变化。

刚刚胜利闭幕的党的十九大，作出了"坚持中西医并重，传承发展中医药事业"的重大部署，充分体现了以习近平同志为核心的党中央对中医药工作的高度重视和亲切关怀。这为我们在新时代推进中医药振兴发展提供了遵循、指明了方向。

习近平总书记指出，坚持中西医并重，推动中医药与西医药协调发展、相互补充，是我国卫生与健康事业的显著优势。近年来，我们始终坚持以人民为中心的发展思想，按照深化医改"保基本、强基层、建机制"的要求，在基层建立中医馆、国医堂，大力推广中医适宜技术，提升基层中医药服务能力。截至 2016 年底，97.5% 的社区卫生服务中心、94.3% 的乡镇卫生院、83.3% 的社区卫生服务站和 62.8% 的村卫生室能够提供中医药服务。"十三五"以来，我们启动实施了基层中医药服务能力提升工程"十三五"行动计划，把大力推广中医适宜技术作为工作重点，并提出了新的更高的要求。

在世界中医药学会联合会中医适宜技术评价与推广委员会、中国健康传媒集团和天津中医药大学的大力支持下，张伯礼院士、郭义教授组织专家对 21 种中医适宜技术进行了系统梳理，包括拔罐疗法、推拿罐疗法、皮肤针疗法、火针疗法、刮痧疗法、耳针疗法、电针疗法、水针疗法、微针疗法、皮内针疗法、子午流注针法、刺络放血疗法、穴位贴敷疗法、穴位埋线疗法、艾灸疗法、自我康复推拿、小儿推拿、推拿功法、伤科病推拿、内科病推拿、食养食疗法，从基础理论、技法介绍、临床应用等方面详细加以阐述，编纂成《中医适宜技术操作入门丛书》。该丛书理论性、实用性、指导性都很强，语言通俗，图文并茂，还配有操作视频，适合基层医务工作者和中医爱好者学习使用。

希望这套丛书能够让中医适宜技术"飞入寻常百姓家"，更好地造福人民群众健康，为健康中国建设作出贡献。

国家卫生计生委副主任
国家中医药管理局局长
中华中医药学会会长
2017 年 10 月

张序

2016 年 8 月，全国卫生与健康大会在北京召开。这是新世纪以来，具有里程碑式的卫生工作会议，吹响了建设健康中国的号角。习近平总书记出席会议并发表重要讲话。他强调，没有全民健康，就没有全面小康。要把人民健康放在优先发展的战略地位，以普及健康生活、优化健康服务、完善健康保障、建设健康环境、发展健康产业为重点，加快推进健康中国建设，为用中国式办法解决世界医改难题进行了具体部署。

习近平总书记指出，在推进健康中国建设的过程中，要坚持中国特色卫生与健康发展道路。预防为主，中西医并重，推动中医药和西医药相互补充、协调发展，努力实现中医药健康养生文化的创造性转化、创新性发展。中医药要为健康中国建设贡献重要力量。

中医药学是中华民族在长期生产与生活实践中认识生命、维护健康、战胜疾病的经验总结，是中国特色卫生与健康的战略资源。广大人民群众在数千年的医疗实践中，积累了丰富的防病治病经验与方法，形成了众多有特色的中医实用适宜技术。前几十年，由于以药养医引致过度检查、过度医疗，使这些适宜技术被忽视，甚至丢失。这些技术简便验廉，既可以治病，也可以防病保健；既可以在医院使用，也可以在社区家庭应用，在健康中国的建设中大有可为，特别是对基层医疗单位具有重要的实用价值。

　　记得 20 世纪六七十年代有一本书，名为《赤脚医生手册》，这本深紫色塑料皮封面的手册，出版后立刻成为风靡全国的畅销书，赤脚医生几乎人手一册。从常见的感冒发热、腹泻到心脑血管疾病和癌症；从针灸技术操作、中草药到常用西药，无所不有。在长达 30 年的岁月里，《赤脚医生手册》不仅在经济不发达的缺医少药时代为我们国家培养了大量赤脚医生和基层工作人员，解决了几亿人的医疗问题，立下汗马功劳，这本书也可以说是全民健康指导手册。

　　编写一套类似《赤脚医生手册》的中医适宜技术丛书是我多年的夙愿。现在在医改深入进程中，恰逢其时。因此，我们组织天津中医药大学有关专家，在世界中医药学会联合会中医适宜技术评价和推广委员会、中国针灸学会刺络与拔罐专业委员会的大力协助下，在中国医药科技出版社的支持策划下，对千百年来医家用之有效、民间传之已久的一些中医适宜技术做了比较系统的整理，并结合医务工作者的长期实践经验，精心选择了 21 种中医适宜技术，编撰了这套《中医适宜技术操作入门丛书》。

　　丛书总体编写的原则是：看得懂，学得会，用得上。所选疗法疗效确实，安全性好，针对性强，重视操作，力求实用，配有技术操作图解，清晰明了，图文并茂，并把各技术操作方法及要点拍成视频，扫二维码即可进入学习。本丛书详细介绍了各种技术的操作要领、操作流程、适应证和注意事项，以及这些技术治疗的优势病种，使广大读者可以更直观地学习，可供各级医务工作者及广大中医爱好者选择使用。当然，书中难免会有疏漏和不当之处，敬请批评指正，以利再版修正。

中国工程院院士

天津中医药大学校长

中国中医科学院院长

2017 年 7 月

前言

中医是中华民族在长期的生产与生活实践中认识生命、维护健康、战胜疾病的宝贵经验总结。广大人民群众在数千年的医疗实践中积累了丰富的防病治病的方法，从而形成了众多中医特有的实用疗法。它们是我国传统医学宝库中的一大瑰宝，也是中医学的重要组成部分。

为了继承和发扬这些中医特有的宝贵经验，普及广大民众的医学保健知识，满足广大民众不断增长的自我保健需求，中国医药科技出版社和世界中医药学会联合会组织有关专家，根据中医药理论，对千百年来民间传之已久、医家用之于民、经实践反复验证而使用至今的一些中医实用技术做了系统整理，并结合医务工作者们的长期实践经验，精心选择了21种中医实用疗法，编撰了这套《中医适宜技术操作入门丛书》。

本丛书所选疗法疗效确实，针对性强，有较高的实用价值。本着"看得懂，学得会，用得上"的原则，我们在编写过程中重视实用和操作，文中配有操作技术的图解，语言表达生动具体、清晰明了，力求做到图文并茂，并把各技术操作方法及要点拍成视频，主要阐述它们的技术要领、规程、适应证和注意事项，使广大读者可以更直观更简便地学习各种技术的具体操作流程。这些适宜技术不但能够保健治病，在关键时刻还可以救急保命，具有疗效显著、取材方便、经济实用、操作简便、不良反应少等特点，非常适合基层医疗机构推广普及，有的疗法老百姓也可以在医生的指导下用来自我治病和保健。

　　本丛书在编写过程中得到了世界中医药学会联合会和中国医药科技出版社的大力支持，中医界众多同道也提出了许多有建设性的建议和指导，由于条件有限，未能一一列出，在此我们深表谢意。由于编者水平有限，书中难免会有疏漏和不当之处，敬请批评指正。

丛书编委会

2017 年 7 月

编写说明

在讲自我康复推拿之前，首先要澄清一个观念：对于绝大多数慢性疾病、退行性疾病和功能性疾病而言，医生所给予的治疗，在疾病的整个康复过程中，只占了较小的一部分。更多的康复活动，是由患者在正确的指导下自我完成的。很多患者因为腰痛、项背痛，来医院就诊，而我总是告诉患者，医院的治疗，只能解决主要的疼痛和功能障碍，后面的进一步恢复，要靠患者自己的功能锻炼。其原因主要为以下两点。

首先，时间上不允许。在临床上，症状改善80%就算临床痊愈了，后面的20%由于患者自身功能、结构、体质的原因，很难在短期内恢复。由于医院不可能提供过久的医疗服务，所以这20%要靠患者自己功能锻炼来解决。例如，有些患者问我，颈椎曲度变直，是否可以通过治疗矫正。我的回答是，不可以。脊柱曲度改变，从生物力学角度讲，是黏性变形。这种变形，无论是变好还是变坏，都需要很长时间的积累。一次变形的时间如果小于30分钟，属于弹性变形，这种变形，理论上在外力去除后，会恢复原状，不会留下任何痕迹。只有长时间并且日积月累的姿势改变，才会使变形留下痕迹。曲度矫正亦是如此，需要时间的积累，不可能在短短的数次治疗内改变。

其次，被动治疗的缺陷。被动治疗并不是万能的，其能够消除炎症、修复损伤、改善血运，但不能增强因运动不足而导致的肌力下降。而肌力下降恰是很多脊柱关节病反复发作的原因所在，因为肌力下降，导致了关节稳定性的下降，从而增加了疾病的复发风险。所以，降低如颈椎病之类的脊柱关节病的复发率，提高关节稳定性是关键，而提高关节稳定性，主要依靠主动运动和功能锻炼，这不是被动治疗所能替代的。

既然自我治疗和康复锻炼很重要，而又无法在医院完成，那么，一部正确的指导书籍就变得非常重要，这也是我们编写这本书的初衷。

严格地讲，这本书讲的并不是一种纯粹的中医疗法。书中所述方法由三部分组成。一是自我推拿。自我保健推拿，一直都是传统中医推拿疗法非常重要的组成部分。这部分内容强调手法操作和取穴，是通过穴位刺激达到治疗保健的作用。二是导引。"导引"这个称谓，很多人并不了解。其实，大家所熟悉的八段锦、五禽戏，就是导引法。其特点是呼吸、意识和动作同时配合完成，来达到疏通气血、强健脏腑的作用。这部分是中医传统的内容。三是现代康复方法。此部分内容，方法各异，但均有现代医学的理论为指导，属于现代康复医学的内容。这三种内容的共同特点是均由患者自我完成，但又有各自不同的特点和功用。我们以疾病为引线，列出与该疾病相关的三部分内容，目的是让患者多些选择，在练习中更有针对性。

我们编写这本书，是以有一定医学基础和保健常识的患者、医学爱好者为受众，也可为非康复专业的临床医生提供一些可供选择的康复方法和思路。本书针对一种疾病所列出的不同方法，并非要全部使用，练习者可以根据自身的特点选择一种或几种进行练习。如八段锦、五禽戏等导引练功法，其本身各式自成系统，若能系统完整练习，则更有益于身体健康。

传统的中医自我推拿和导引练功历史悠久，但均为整体练习，而结合具体疾病进行针对性练习，尚少有记载。同时，康复虽是现代医学的分支之一，但其方法学上仍有很多需要改善发展之处。本书的分类方法和一些特定康复方法的选择，虽经数位专家讨论而成，但仍有需进一步完善之处。本书旨在抛砖引玉，有更多的同道来共同发展提高中西医结合的康复之道。

最后，在此衷心感谢，为这本书稿的完成付出汗水的各位编委和摄制组的成员们！

编　者

2017 年 6 月

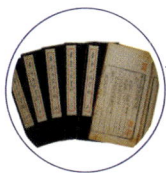

目录
CONTENTS

001~010

基础篇

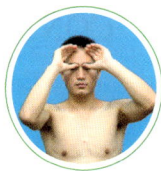

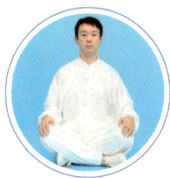

自我康复推拿

TUJIE
ZIWO KANGFU
TUINA

自我康复

推拿，包括自我推拿和自我康复两部分内容。自我推拿是指在中医理论指导下，患者自己通过手法或借助一定的工具作用于自身体表的特定部位或穴位，起到疏通经络、行气活血、舒筋缓急和调整脏腑功能等作用。自我康复又包括传统的中医导引术和现代康复医学的康复运动。导引术是我国古人自我养生保健的一种锻炼方法。导，指"导气"，有导气令和之意；引，指"引体"，有引体令柔之意，即呼吸运动（导）与肢体运动（引）相结合的一种养生术。康复运动是指机体通过运动来帮助身体恢复到正常的状态，这种运动须是适量的、定向的或者有针对性的。以上三者的共同特点为均可由患者自己进行操作，以达到预防疾病或强身健体目的的一种自我治疗方法。自我推拿侧重于直接的局部穴位和经络的刺激。导引则侧重于肢体运动与呼吸的配合，从而调节经络和脏腑的功能。而康复运动则是侧重于有针对性的身体功能训练。三者结合，可以更有效地改善身体的功能，提高防病治病的作用。本书以疾病为主线，以中医传统的自我推拿为主要内容，辅以有代表性、针对性较强的导引和康复运动等方法，以期为广大患者在自我保健时提供借鉴。

基础篇

第一节　自我推拿与导引的古代发展史

起源于
劳动

推拿起源于劳动，劳动作为人类生存的第一要素，是人类生存繁衍的基础。但在史前时代，由于人类打猎开荒、折枝垒石、缝革连衣、跋涉劳顿等求生行为，大多容易造成跌仆折骨之类的损伤，损伤后，出于本能而用手按摩伤处，以缓解疼痛，这些治疗手段就是自我推拿的早期雏形。特别是殷墟甲骨文中已有使用导引、按摩等方法治疗多种疾病的记载。

形成于
春秋战国

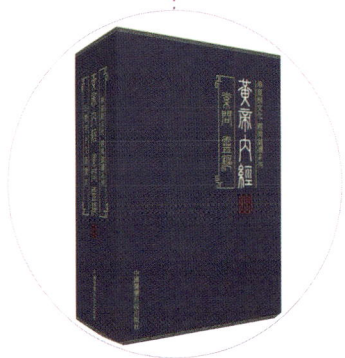

图 1-1-1　《黄帝内经》

春秋到战国这一历史时期，诸子蜂起，百家争鸣，经济发展，科学繁荣，这一时期产生的中医学巨著《黄帝内经》以人与天地之气生，与四时之法成，与天地相参，与日月相应为后世自我推拿、自我保健的准则（图 1-1-1）。马王堆汉墓出土的《导引图》是现存最早的气功导引的图形，其载有几十种呼吸及引挽肢体的运动招式。《素问·异法方宜论》则记载了"中央者，其地平以湿，天地所以生万物也众。其民食杂而不劳，故其病多痿厥寒热。其治宜导引按跷，故导引按跷者，亦从中央出也"。这一时期伴随着《黄帝内经》和《黄帝岐伯按摩十卷》著作的形成，自我推拿也逐渐形成了独立的学科体系。

秦汉时期，自我推拿有了进一步发展，方法和手段也越来越多。名医张仲景所著《金匮要略》的问世，首次将膏摩疗法列为预防保健方法之一，如《金匮要略·脏腑经络先后病脉证》说："若人能养慎，不令邪风干忤经络，适中经络，未流传脏腑，即医治之。四肢才觉重滞，即导引、吐纳、针灸、膏摩，勿令九窍闭塞。"这说明了张仲景对导引与膏摩法在防止疾病传变方面的重视。仲景还详细记载了推拿救治自缢的方法，这是世界医学史上最早的救治缢死的科学记载。同时代的另一位名医华佗倡导"五禽戏"，以模仿动物的动作来进行自我锻炼，为后世提供了一套行之有效的导引保健方法，堪称自我导引的首部专著（图1-1-2）。

发展于
秦汉

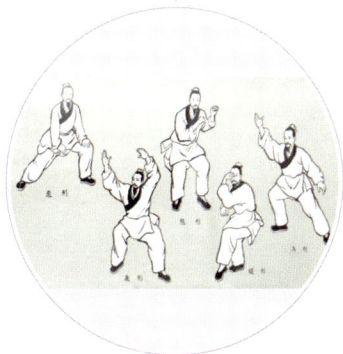

图 1-1-2 五禽戏

晋隋唐时期，是自我推拿发展的鼎盛时期，此期自我推拿得到了广泛的重视，在葛洪《肘后备急方》、孙思邈《备急千金要方》（图1-1-3）中记载了许多自我推拿的方法，如天竺国按摩法、老子按摩法等。巢元方在《诸病源候论》的每一章节，均附有养生导引法，尤其重视摩腹养生之术。陶弘景的《养性延命录》汇集了众多养生学家的养生观，在"导引按摩"篇中记载了很多推拿保健的方法，如：熨眼、搔目、漱咽、磨面、干浴、摩腹等，这些方法一直为后世所推崇。而此期自我推拿的广泛开展，说明古人开始采用

鼎盛于
晋隋唐

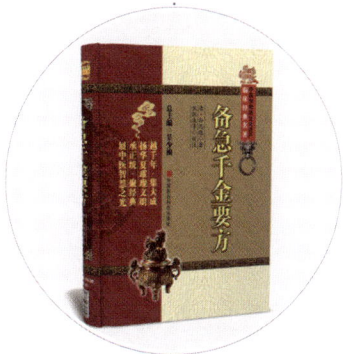

图 1-1-3 《备急千金要方》

推拿疗法来进行预防保健，重视发挥病人与疾病作斗争的主观能动性。

完善于
宋金元

宋金元时期，推拿理论及手法的分析研究得到了进一步的完善。在当时由政府编纂的医学巨著《圣济总录》一书中，首次出现了"按摩"专论，对按摩疗法进行了总结和归纳，是现存最早最完整的推拿专论。其认为推拿与导引是两门不同的学科，就推拿的含义及按法与摩法的区别进行了阐述，提出了手法治疗的使用原则即"可按可摩，时兼而用，通谓之按摩，按之弗摩，摩之弗按，按之以手，摩或兼以药，曰按曰摩，适时用也"，并明确了推拿的斡旋气机、周流荣卫、疏通凝滞的作用。此外，该书还取宋以前 10 余家养生学派保健推拿方法之长，编成一套 14 节的养生功法，其中 11 节是自我保健推拿方法。

缓慢期
明清

明清时期，是推拿发展史上的缓慢期。首先，隆庆五年，由于封建礼教的原因，一直独立存在的按摩科被朝廷取消。另一方面，正骨从推拿中逐渐分离，并逐渐成为当时的医学主流，而推拿则逐渐从官方走向民间。

不过可喜的是此时小儿推拿发展迅速，并形成了独立体系，小儿推拿专著出现了零的突破，各种小儿推拿专著纷纷面世。如四明陈氏的《保婴神书》是现存最早的推拿专著；太医龚云林的《小儿推拿方脉活婴密旨全书》属单行本流行最早者；周于蕃的《小儿推拿秘诀》描述的小儿推拿八法最为精彩，创造性地将按摩手法归总为按、摩、推、拿、揉、运、搓、摇八法，成为按摩基本手法，令人耳目一新，给后世的研究、使用提供了一种新的方法。

同时，在成人推拿方面，可谓百花齐放，流派纷呈。一方面，此时期产生了以自我导引、自我推拿为主的养生专著《保生秘要》，该书系统介绍了扳、揉、拿、摩、推等手法。特别是此期的官修巨著《医宗金鉴》（图1-1-4），将正骨手法与推拿相结合形成了"正骨八法"，即"摸、接、端、提、按、摩、推、拿"。另一方面，此期还产生了诸如正骨推拿、点穴推拿、一指禅推拿、眼科推拿、外科推拿、内功推拿、保健推拿等流派。此期的自我推拿虽未见专著，但其散在于各部著作之中，已成为推拿不可分割的一部分，可谓是自我推拿的再一次发展。

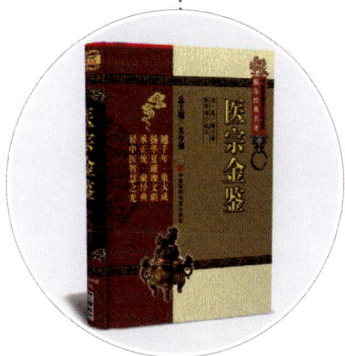

图 1-1-4 《医宗金鉴》

民国时期，自我推拿伴随着推拿的发展逐渐完善。此期推拿因政府采取"崇西限中"的政策，推拿被视为"雕虫小技、小道之技"。因此推拿只能在民间发展，此时推拿的各流派反而得到了完善。这些流派包括一指禅推拿、经络脏腑推拿、点穴推拿、腹诊推拿、内功推拿、㨰法推拿、胃病推拿等。这一时期出版的一些推拿学术著作图文并茂，通俗易通。1933年出版的《黄氏医话》是目前见到的第一本推拿医话。该书记载了作者数十年间运用推拿

完善于
民国

治疗疾病的验案和心得，介绍了一指禅推拿的来源和特点，惜未及具体手法，使后学者无法窥得其中奥秘。

恢复于 新中国

新中国成立后，推拿学得到了恢复，各大中医院校纷纷开设了推拿课程，各地中医院也开设了推拿门诊，使得推拿这门古老的中医技艺重新焕发了青春。1956年上海成立了国内第一所中医推拿门诊部，通过设科办校，使推拿专业人才的培养形成了规范化、规模化的发展方式，培养了大批推拿专业的后继人才。与此同时，自我推拿保健得到了保护发展，特别是足部自我推拿、头部自我推拿、耳穴自我推拿等内容相继出现，并出版了多本自我推拿著作。许多国家派人来我国学习，并邀请我国推拿工作人员前去讲学和工作。自我推拿这一自然疗法以方便有效、无毒副作用、维护体内气血阴阳平衡的特点在人体保健方面越来越受到人们的重视，为人类的卫生保健事业发挥了极其重要的作用。

（李华南）

第二节 现代康复技术的发展

康复医学作为一门独立的医学学科，虽然诞生于 20 世纪 40 年代，迄今只有 60 余年的历史。但其基本的组成内容——康复治疗的各种方法和技术，在古代就已萌芽，东方与西方都曾使用过一些简单的康复疗法。

火的应用，加速了先民的物质文明，这时也就产生了灸焖热熨等康复疗法。在中国，新石器时代所产生的砭石、石针、骨针等医疗器械，更使康复医学手段得以增强。而在公元前，温泉、日光、砭针、磁石、按摩、健身运动等方法已成为国外劳动人民用于治疗风湿性疾病、慢性疼痛、劳损等主要手段。

现代康复一词来自英文 rehabilitation，意思是重新得到能力或适应正常生活的状态。在中世纪和近代，rehabilitation 曾先后用于宗教和法律，指教徒和囚徒得到赦免重新获得教籍和重返社会。直至 20 世纪初，英美等国家将其用于残疾人，将残疾人的医疗福利事业综合称为 rehabilitation，其含义是使残疾者重新恢复身心功能、职业能力和参与社会生活的能力。

一战期间，英国著名骨科专家 Robert Jones 首先开展了对伤员进行职业训练，以便他们在战后能重返工作岗位，而后美国陆军成立身体功能重建部和康复部，这成为最早的康复机构。并于后来在美国纽约召开的全美康复会上诞生了康复第一个著名的定义："康复就是使残疾者最大限度地恢复其身体的、精神的、社会的、职业的和经济的能力。"

至 1946 年，美国腊斯克（Howard A.Rusk）博士开始在综合医院设立康复医学科，推行康复治疗。此时的康复治疗已初步贯彻全面康复的原则，即重视身体上和心理上的康复，采取手术后或伤病恢复期早期活动的功能训练。1949 年美国住院医师的专科培训增加了康复医学这一学科。康复医学观念和原则逐步为医学界所认识。1954~1956 年，由于急性脊髓灰质炎（小儿麻痹症）流行造成大量患者出现神经肌肉功能障碍（肢体瘫痪，甚至后期出现畸形等后遗症），需要积极的、新型的康复处理，因此促进了康复医学的发展，特别是应用肌力评估、肌肉再训练（医疗性活动处方）、作业治疗、矫形器使用等康复诊疗手段，收到了良好的效果，引起了医学界的重视和兴趣。

直到腊斯克主编的重要科教书《康复医学》（第一版）正式面世，是康复医学第一本权威性的经典著作。1969 年，国际伤残者协会更名为康复国际，并于同年成立了国际康复医学会。1970 年，第一届学术会议在伦敦召开，该会每隔 4 年召开一次学术交流大会，对促进学科的发展起到了很大的作用。

至 20 世纪末期，世界卫生组织专家委员会认为现代的医学应该用以残疾为取向的医学来补充以疾病为取向的医学，又指出，医学不单要解决急性伤疾病者的救治问题，而且要重视慢性病者、残疾者功能恢复、回归社会的问题，而康复医学正担负着这一任务。他们制定了《国际缺陷、弱能、残障分类》（1980 年正式公布），这一残疾分类标准及其理论框架充实了康复医学的理论基础，强化了"全面康复"的理论根据。欧、美康复医学机构迅速发展。与此同时，康复医疗人员的数目也大量增加。至 20 世纪80 年代，康复医学已逐渐发展成为一门与整体功能有关的学科（包括功能的评估、功能的训练、社会生活功能的恢复等）。它的学科范围、界限已经明确。

尽管现代康复起步较晚，但它发展迅速。在国内几乎所有三级医院均设了康复科。然而中国的康复科除了吸收现代康复医院包括作业疗法、肌力训练疗法等外，还结合中国特色疗法诸如：针灸、推拿、蜡疗、湿敷等等。其实纵观整个康复医学发展历史，它的雏形也孕育于世界各国的传统医学中，在中医药这个伟大宝库中，康复同样占据着重要地位，它与整个中医药密不可分，特别与推拿学密切相关。而现代医学一直强调整合医疗，中国工程院院士樊代明教授曾指出，现代医疗不仅需要将心理因素、社会因素和环境因素相结合，不仅需要将已知各生物因素相结合，更应该将现存于医疗相关各专科最有效的方法和经验相结合。因此，在针对疾病的自我预防以及治疗，现代康复技术的发展以及与自我推拿的融合与交叉应受到高度重视。

（李华南）

第三节 自我康复推拿的作用原理

一、自我推拿的作用原理

自我推拿是在中医基础理论的指导下，通过手法刺激体表特定的部位，从而改变和调节机体的生理和病理状况，其主要具有调整脏腑、疏通经络、活血化瘀、强身健体、预防疾病以及促进疾病康复等基本作用。一方面，自我推拿可以通过手法刺激相应的体表穴位、痛点，并通过经络的连属与传导作用对脏腑功能进行调节；并可刺激局部经络、血脉，起到激发调整经气、促进气血运行的作用，从而达到强身健体、预防疾病的目的。另一方面，在疾病过后的恢复过程中，自我康复推拿同样也可以促进疾病的恢复。对于内科病症，自我康复推拿可以通过调理全身脏腑经络气血，促进气血运行和化生，提高机体免疫功能，促进疾病的恢复；对于骨伤科病症，疼痛往往是其主要症状，中医学认为，骨关节、软组织劳损或受到创伤后，由于瘀阻经脉，致使气血运行不畅，则致"不通则痛"。自我康复推拿则以"通"为法，以舒筋通络、活血化瘀为基本治疗原则，从而达到"通则不痛"，缓解患者临床症状、促进病症恢复的作用。

二、导引的作用原理

导引锻炼方法的共同特点是动作舒展和缓，配合呼吸吐纳，既可达到调"神"、舒心养性、神气泰然，又可调"身"，充分舒展筋骨、肌肉、关节，而不易造成损伤，并促使血液循环平稳和缓，组织器官大量吸收氧气，却不会使心脏跳动剧烈，血压突然升高，新陈代谢猝然加快，故导引是一种老少皆宜的强身健体、预防疾病的锻炼手段。

从全身脊柱四肢关节的骨性结构来看，存在很多不稳定的因素，它是借助了其周围的韧带、肌肉的力量，才能发挥其稳定 – 活动这一对矛盾的作用。脊柱四肢关节发生了病理改变后，可以影响其周围韧带、肌肉等软组织的生理功能，并引起疼痛、麻木、活动障碍等一系列的临床症状。而导引则是针对性地应用了经络、经筋理论，以导形引气，调整经络气血，使其气血调和，则生理功能得以恢复，缓解临床症状。其中经筋是经络系统的筋肉附属系统，它是经络的运动生物力学基础，是无形经络现象的主要物质基础。所以导引调整经络的功能，主要是通过引动经筋的途径达到的。筋骨顺则气血行，气血顺则脏腑调，从而产生防病健身和治疗康复作用。导引可对全身经筋进行充分导引，又可有针对性地充分伸展局部的肌肉和关节，濡养肌肉，锻炼经久可提高肌肉力量和耐力，防止肌肉萎缩，防止骨质疏松，对于骨关节疾病具有防和治的双重意义。

导引同样具有调节脏腑功能的作用。脏腑是人体气血化生、调通经络、维持人体正常生命活动的主要器官。脏腑功能与人体正常生理功能有直接关系。中医的脏腑，包括五脏、六腑和奇恒之腑。脏腑有受纳排浊、化生气血的功能。当脏腑功能失调或衰退，所产生的病变通过经络传导反应在外，则出现如精神不振、情志异常、腹胀、疼痛以及肌痉挛等各种症状，即所谓"有诸内，必形诸外"。导引同样可以通过引动经筋、调整经络，通过经络的连属与传导作用，调整阴阳，补虚泻实，对脏腑功能进行双相调节，从而达到预防和治疗内科疾病的目的。

三、康复锻炼的作用原理

现代康复医学在理念上的四大原则包括：①功能训练：注重功能的评估和训练以促进功能恢复。②整体康复（又称全面康复）：即重视促进患者身体和心理（精神）的康复，以及不但在医疗上，而且在教育学习上、职业劳动上、社会生活上都得到康复。③重返社会（或称融入社会）。④改善生存质量。而与传统中医学中的推拿、导引相结合，则更侧重于利用康复功能训练的相关方法，以帮助患者改善心肺功能、促进消化系统运行、促进新陈代谢、血液循环，以强身健体，增强免疫力，从而达到预防疾病，促进疾病尽早康复、改善患者生存质量的目的。

（海兴华）

推拿手法

是自我推拿的主体内容。推

拿治疗疾病疗效的好与坏，关键在手

法。如手法掌握准确，治疗得当才能发挥

最大的作用，恰如《医宗金鉴》中所言："一

旦临证，机触于外，巧生于内，手随心转，法

从手出。"反之亦然。本篇精选了 13 种临床

常用或比较常用的成人自我推拿手法，

就其动作要领、要求及注意事项、

适用部位等予以介绍。

技法篇

第一节 自我推拿常用手法

一、一指禅推法

以拇指端或罗纹面着力，通过腕部的往返摆动，使所产生的功力通过拇指持续不断地作用于施术部位或穴位上，称为一指禅推法。

（一）动作要领

拇指自然伸直，余指的掌指关节和指间关节自然屈曲，以拇指端或罗纹面着力于体表施术部位或穴位上。沉肩、垂肘、悬腕，前臂主运动，带动腕关节节律性左右摆动，使所产生的功力通过拇指端或罗纹面轻重交替、持续不断地作用于施术部位或穴位上（图2-1-1）。手法频率为每分钟120~160次。

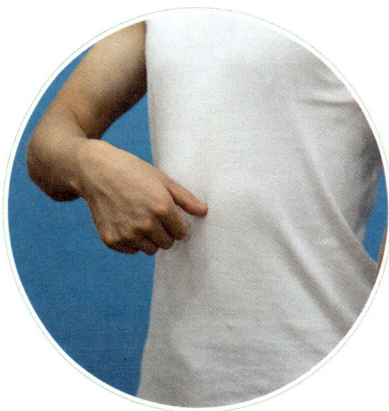

a. 拇指端或罗纹面着力

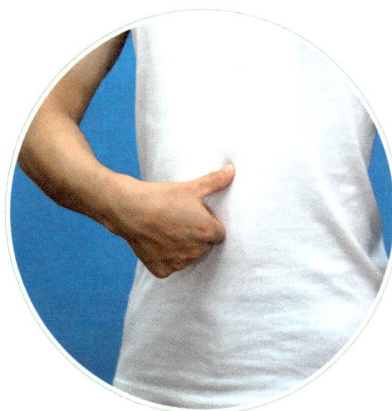

b. 前臂主运动，带动腕关节节律性左右摆动

图 2-1-1　一指禅推法

（二）适用部位

一指禅推法适于循经络、推穴位（各部经络腧穴）。

（三）功效

具有疏筋活络、行气活血、镇静安神、解痉止痛、健脾和胃、通脉止痛等作用。

二、揉法

以手掌大鱼际或掌根、手指罗纹面等部位着力，吸定于体表施术部位上，做轻柔和缓的上下、左右或环旋动作，称为揉法。揉法是自我推拿常用手法之一，根据操作时接触面的不同可分为掌、指等揉法。

（一）动作要领

🔘 大鱼际揉法

腕关节微屈或水平状，拇指内收，食、中、无名及小指自然伸直，肘关节外翘，以大鱼际附着于施术部位上。以肘关节为支点，前臂做主动运动，带动腕关节摆动，使大鱼际在治疗部位上做轻缓柔和的上下、左右或轻度的环旋揉动，并带动该处的皮下组织一起运动，频率为每分钟120~160次左右（图2-1-2）。

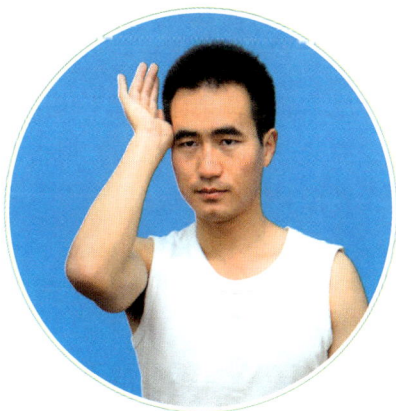

图 2-1-2　大鱼际揉法

掌根揉法

肘关节微屈，腕关节放松并略背伸，手指自然弯曲，以掌根部附着于施术部位上。以肘关节为支点，前臂做主动运动，带动腕及手掌连同前臂做小幅度的回旋揉动，并带动该处的皮下组织一起运动，频率为每分钟 120~160 次左右。

中指揉法

中指伸直，食指搭于中指远端指间关节背侧，腕关节微屈，用中指罗纹面着力于一定的治疗部位或穴位。以肘关节为支点，前臂做主动运动，通过腕关节使中指罗纹面在施术部位上做轻柔的小幅度的环旋或上下、左右运动，频率为每分钟 120~160 次左右（图 2-1-3）。

三指揉法是以食、中、无名指并拢，三指罗纹面着力，操作术式与中指揉法相同。拇指揉法是以拇指罗纹面着力于施术部位，余四指置于相应的位置以支撑助力，腕关节微屈。拇指及前臂部主动施力，使拇指罗纹面在施术部位上做轻柔的环旋揉动，频率为每分钟 120~160 次左右。

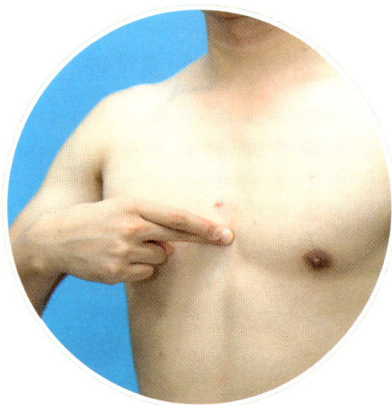

图 2-1-3　中指揉法

（二）适用部位

大鱼际揉法主要适用于头面、胸胁、腹及四肢部，掌根揉法适用于腰背及四肢部，中指揉法、拇指揉法适用于全身各部腧穴。

（三）功效

具有疏通经络、行气活血、健脾和胃、消肿止痛等作用。

三、拿法

用拇指和其余手指相对用力，提捏或揉捏肌肤，称为拿法。有"捏而提起谓之拿"的说法。拿法是临床常用手法之一，具有舒适自然、易于被人接受的特点。

（一）动作要领

以掌根或拇指和其余手指的指面相对用力，捏住施术部位肌肤。以腕关节为支点，指掌部主动施力，逐渐将捏住的肌肤收紧、提起并施以揉动，进行轻重交替、连续不断的操作（图 2-1-4，图 2-1-5）。

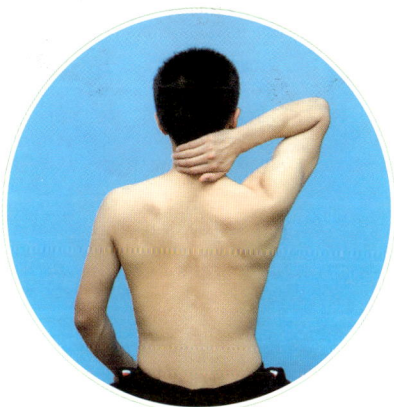
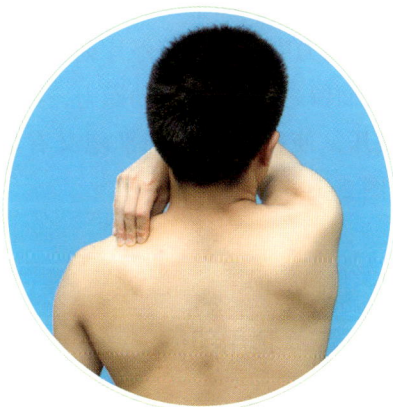

图 2-1-4　拿颈项　　　　　　　　　　　图 2-1-5　拿肩井

（二）适用部位

颈项、肩、四肢和头部。

（三）功效主治

具有行气活血、疏经通络、松肌舒筋、止痛除酸、祛风散寒等作用。常用于颈椎病、四肢酸痛、头痛恶寒等病证。

四、按法

以指按压体表，称按法。按法具有刺激强而舒适的特点，易于被人接受。按法又常与揉法相结合，组成"按揉"复合手法。

（一）动作要领

🌀 指按法

以拇指罗纹面着力于施术部位，余四指张开，置于相应位置以支撑助力，腕关节屈曲，呈 120°~140°。拇指主动用力，垂直向下按压。当按压力达到所需的力度后，要稍停片刻，即所谓的"按而留之"，然后松劲撤力，再做重复按压，使按压动作既平稳又有节奏性（图 2-1-6）。

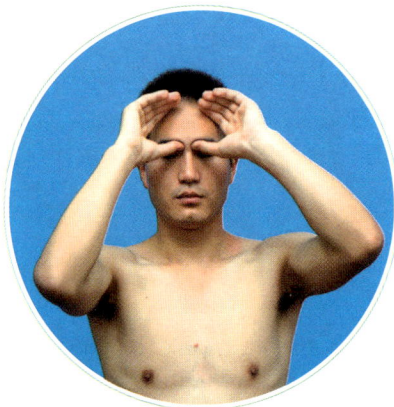

图 2-1-6　指按法

（二）适用部位

指按法适于全身各部，尤以经络、穴位常用。

（三）功效主治

具有行气活血、通经止痛、疏风散寒、温经通脉等作用。常用于头痛、腰背痛、下肢痛等各种痛证以及风寒感冒等病证。

五、点法

用指端或屈曲的指间关节突起部着力于施术部位，持续地进行点压，称为点法。点法具有着力点小、刺激强、操作省力等特点。点法主要包括拇指端点法、屈拇指点法和屈食指点法等。临床以拇指端点法常用。

（一）动作要领

拇指端点法

手握空拳，拇指伸直并紧靠于食指中节，以拇指端着力于施术部位或穴位上。前臂与拇指主动发力，进行持续点压（图 2-1-7）。亦可采用拇指按法的手法形态、用拇指端进行持续点压。

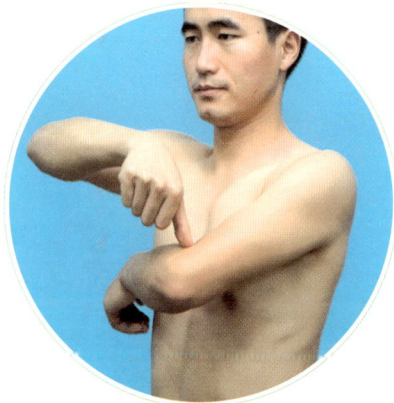

图 2-1-7　拇指端点法

屈拇指点法

屈拇指，以拇指指间关节桡侧或背侧着力于施术部位或穴位上，拇指端可抵于食指中节桡侧缘以助力。腕部与拇指主动施力，进行持续点压（图 2-1-8）。

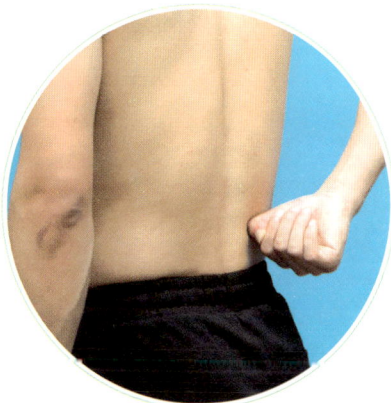

图 2-1-8　屈拇指点法

屈食指点法

屈食指，其他手指相握，以食指近侧指间关节突起部着力于施术部位或穴位上，拇指末节尺侧缘紧压食指指甲部以助力。前臂与食指主动施力，进行持续点压（图 2-1-9）。

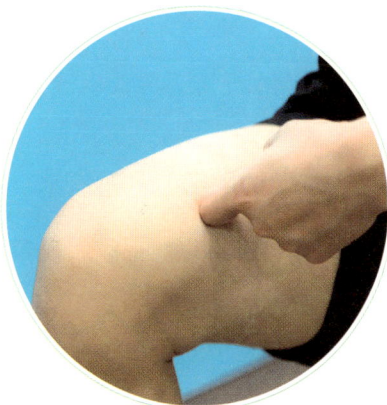

图 2-1-9　屈食指点法

六、摩法

用指或掌面在体表做环形或直线往返摩动，称为摩法。分为指摩法和掌摩法两种。

（一）动作要领

指摩法

指掌部自然伸直，食、中、无名和小指并拢，腕关节略屈，以食、中、无名和小指指面附着于施术部位上。以肘关节为支点，前臂主动运动，使指面随同腕关节做环形或直线往返摩动。

掌摩法

手掌自然伸直，腕关节略背伸，将手掌平放于体表施术部位上。以肘关节为支点，前臂主动运动，使手掌随同腕关节连同前臂做环旋或直线往返摩动（图 2-1-10）。

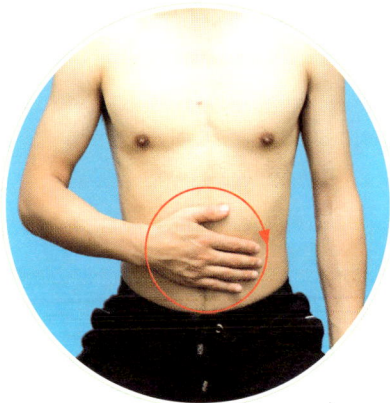

图 2-1-10　掌摩法

（二）适用部位

全身各部，以腹部应用较多。

（三）功效主治

具有和胃理气、消食导滞、宣肺止咳、暖宫调经、涩精止遗、温肾壮阳、行气活血、散瘀消肿等作用。主要用于脘腹胀满、消化不良、泄泻、便秘、咳嗽、外伤肿痛等病证。

七、拍法

用虚掌拍打体表，称拍法。拍法可单手操作，亦可双手同时操作。

（一）动作要领

🙂 五指并拢，掌指关节微屈，使掌心空虚。腕关节放松，前臂主动运动，上下挥臂，平稳而有节奏地用虚掌拍击施术部位（图2-1-11）。

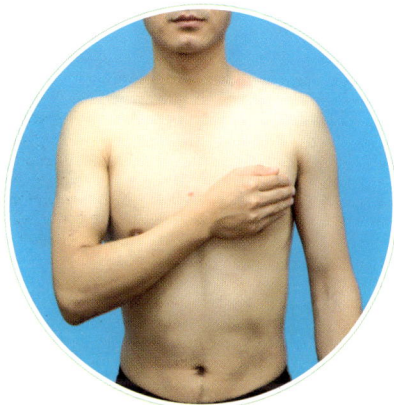

图2-1-11 拍法

（二）适用部位

肩背、腰骶部和下肢后侧。

（三）功效主治

具有疏通经络、宣通气血、振奋阳气的作用。用于腰背筋膜劳损及腰椎间盘突出症等多种病症。

八、击法

用拳背、掌根、掌侧小鱼际、指尖或桑枝棒等击打体表一定部位，称为击法。击法包括拳击法、掌击法、侧击法、指尖击法和桑枝棒击法。

（一）动作要领

◎ 拳击法

手握空拳，腕关节伸直。前臂主动施力，用拳背节律性平击施术部位（图2-1-12）。

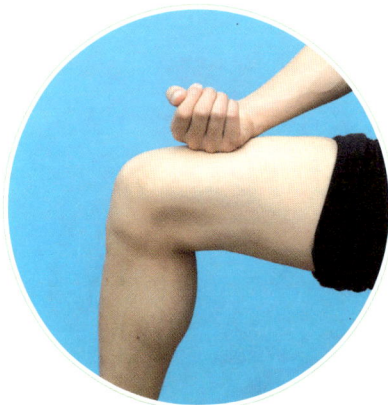

图 2-1-12　拳击法

◎ 掌击法

手指伸直，腕关节背伸。前臂主动施力，用掌根节律性击打施术部位（图2-1-13）。

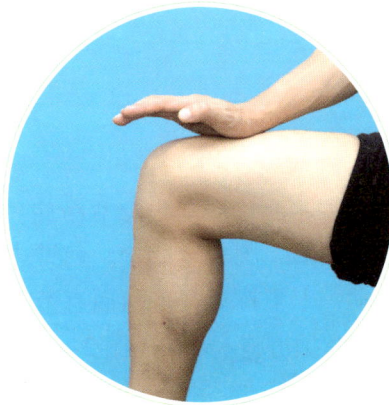

图 2-1-13　掌击法

（二）适用部位

击法，适于身体大部分部位，尤以肌肉丰厚处为主。

（三）功效主治

具有疏筋通络、宣通气血、祛风除湿、生肌起萎等作用。主要用于颈腰椎疾患引起的肢体酸痛、麻木，风湿痹痛，疲劳酸痛，肌肉萎缩等病证。

九、擦法

用指或掌贴附于体表一定部位，做较快速的直线往返运动，使之摩擦生

热，称为擦法。分为指擦法、掌擦法、大鱼际擦法和小鱼际擦法。

（一）动作要领

以食、中、无名和小指指面或掌面、手掌的大鱼际、小鱼际置于体表施术部位。腕关节伸直，使前臂与手掌相平。以肘或肩关节为支点，前臂或上臂做主动运动，使手的着力部分在体表做均匀的上下或左右直线往返摩擦移动，使施术部位产生一定的热量。用食、中、无名和小指指面着力称指擦法。用全掌面着力称掌擦法，用手掌的大鱼际着力称大鱼际擦法，用小鱼际着力称小鱼际擦法（图2-1-14）。

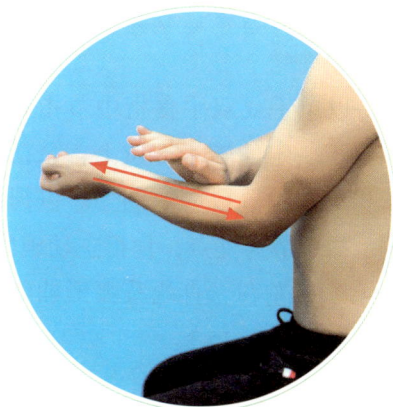

图 2-1-14　大鱼际擦法

（二）适用部位

全身各部。指擦法接触面较小，适于颈项、肋间等部位；掌擦法接触面大，适于肩背、胸腹部；大鱼际擦法适于四肢部，尤以上肢为常用；小鱼际擦法适于肩背、脊柱两侧及腰骶部。

（三）功效主治

具有宽胸理气、止咳平喘、健脾和胃、温肾壮阳、行气活血、消肿止痛等作用。主要用于呼吸系统、消化系统及运动系统疾病。如咳嗽、消化不良、软组织肿痛、风湿痹痛等病证。

十、抹法

用拇指罗纹面或掌面在体表做上下或左右及弧形曲线的抹动，称为抹法。

（一）动作要领

指抹法

以单手或双手食指中节指骨外侧置于一定的施术部位上，余指置于相应的位置以固定助力。以拇指的掌指关节为支点，食指主动施力，做上下或左右、直线及弧形曲线的抹动（图2-1-15）。

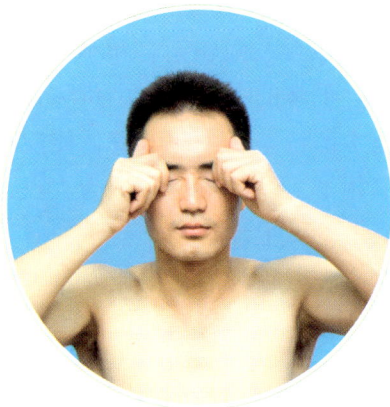

图 2-1-15　指抹法

（二）适用部位

指抹法多适于面部。

（三）功效主治

具有疏风散寒、镇静安神、疏筋活血、行气止痛等作用。主要用于感冒、头痛、面瘫及肢体酸痛等病证。

十一、搓法

用双手掌面夹住肢体或以单、双手掌面着力于施术部位，做交替或往返搓动，称为搓法。

（一）动作要领

○ 夹搓法

以双手掌面夹住施术部位，令受术者肢体放松。以肘关节和肩关节为双重支点，前臂与上臂部主动施力，做相反方向的较快速搓动，并同时做上下往返移动（图2-1-16）。

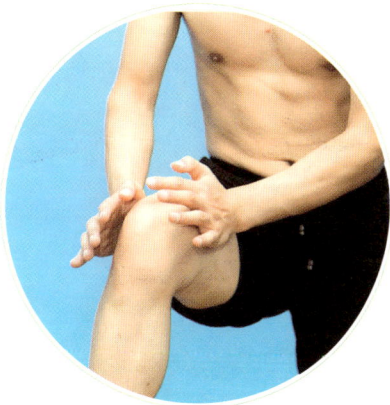

图 2-1-16　夹搓法

（二）适用部位

主要适于四肢、胁肋部。

（三）功效主治

具有疏松肌筋、调和气血、解痉止痛及疏肝理气等作用。主要用于肢体酸痛、关节活动不利及胸胁进伤等病证。

十二、摇法

使关节做被动的环转运动，称摇法。

（一）动作要领

○ 腕关节摇法

双手交叉，以五指扶按于背侧，两手臂协调用力，以腕关节做顺时针和逆时针方向的摇转运动（图2-1-17）。

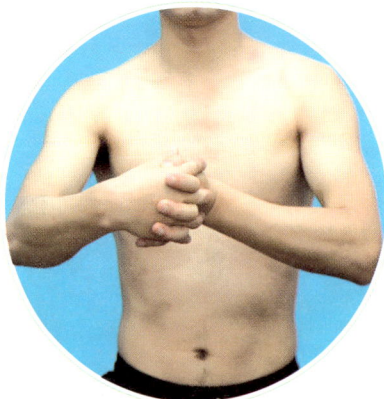

a. 双手交叉

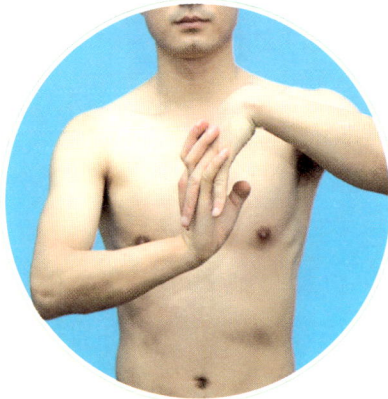

b. 以腕关节做顺时针和逆时针
方向的摇转运动

图2-1-17　腕关节摇法

掌指关节摇法

以一手拇指和其余四指握捏住五指中的一指，在稍用力牵伸的情况下做该掌指关节的顺时针或逆时针方向的摇转运动。

（二）适用部位

全身各关节部。

（三）功效主治

具有舒筋通络、滑利关节的作用，有时还可起到一定的解除粘连的作用。主要适用于各种软组织损伤性疾病及运动功能障碍等病证。摇法作为保健手法使用，如操作得当，具有十分舒适的特点，各关节摇转时宜缓慢操作。

十三、掐法

以拇指爪甲切掐穴位或部位，称为掐法。又称"切法""爪法""指针法"。

（一）动作要领

手握空拳，拇指伸直，指腹紧贴在食指中节桡侧缘，以拇指指甲着力，吸定在需要治疗的穴位或部位上，逐渐用力进行切掐（图2-1-18）。操作时，应垂直用力切掐，可持续用力，也可间歇性用力以增强刺激，取穴宜准。

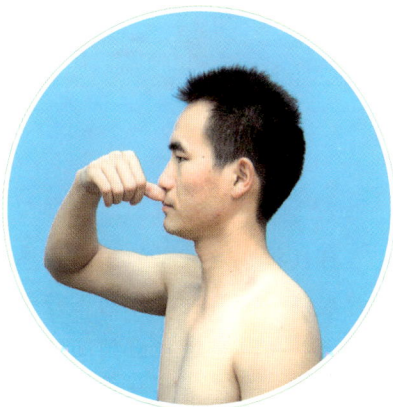

图2-1-18　指掐法

（二）适用部位

适用于头面部和手足部的穴位。

（三）功效主治

具有祛风通络、镇惊安神的作用。

（李华南）

第二节　自我推拿须知

自我推拿是最早的一种按摩术，是防病治病的有效手段。运用推拿疗法治疗疾病，不需要特殊的医疗设备，仅凭双手或肢体的其他部分，运用各种不同的手法技巧进行，因而不受设备条件的限制，使用极其方便。推拿疗法对某些病症不仅有独特的疗效，为其他疗法所不及，而且还可以作为一种辅助手段补其他疗法之不足。然而每一种治疗手段都有其宜忌范畴，本节将从适应范围、注意事项、适宜体位及辅助器具和介质等方面，分别介绍自我康复推拿前的须知事项。

一、适应范围

自我推拿法多用于慢性病或病后恢复阶段，对功能性疾病大部分也可选用。

1. 骨伤科常见病症

如颈椎病、落枕、肩关节周围炎、颈肩综合征、前斜角肌综合征、胸腰椎后关节紊乱、急性腰扭伤、慢性腰肌劳损、腰椎滑脱症(轻度)、第三腰椎横突综合征、骶髂关节半脱位、臀中肌损伤、梨状肌综合征、尾骨挫伤。四肢关节扭伤，如肩关节扭挫伤、肘关节扭挫伤、腕关节扭挫伤、半月板损伤、关节脂肪垫劳损、关节内外侧副韧带损伤、踝关节扭伤、跟腱损伤、退行性脊柱炎、类风湿关节炎。肱二头肌长头腱鞘炎、肩峰下滑囊炎、肱骨外上髁炎、肱骨内上髁炎、桡骨茎突部狭窄性腱鞘炎等。

2. 常见内科病症

如胃脘痛、胃下垂、咳嗽、呃逆、便秘、腹泻、肺气肿、哮喘、高血压病、感冒、头痛、眩晕、假性近视等。产后缺乳、妇女围绝经期综合征、痛经、闭经、慢性盆腔炎、带下、产后耻骨联合分离症、月经不调、子宫脱垂等也可以自我推拿治疗。

虽然自我推拿治疗范围广泛，副作用小，但有些病症不适合自我按摩，或需要慎重和特殊处理。

（1）急性传染病，如肝炎、肺炎、肺结核、肺脓肿及肾炎等。

（2）骨折，肌腱、韧带断裂损伤的急性期。

（3）各种恶性肿瘤。

（4）危重的心血管疾病。

（5）妇女妊娠期、月经期。

（6）表皮破损处和疮疡、痈疽、癌变之局部。

（7）有出血倾向或血液病患者。

二、注意事项

自我推拿需要注意以下几点：

（1）诊断明确，明症施术。根据诊断选择相应的治疗手法，各种手法必须严格按照操作要求进行。

（2）必一其神，思想集中。操作时要全神贯注，思想集中才有好的治疗效果。

（3）轻重适宜，不宜粗暴。手法力量要轻重适宜，根据病情需要和部位而决定压力大小，一般应先轻后重再轻，不使蛮力。

（4）自我推拿后不可立即见风。自我推拿后腠理即开，皮肤表面多有微汗，风邪易袭，所以要避风休息，以避免风邪袭入。

三、适宜体位

合理地安排好体位是推拿治疗的第一步。因为推拿所采用力的大小、方向、作用点及到达作用于人体的部位各不相同，所以必须采取与之相应的治疗体位。体位选择得恰当、合适，能使手法更好地作用在某一部位或穴位上，使手法产生的功力更大程度地深透于肌肤，从而提高疗效，缩短治疗时间。无论何种姿势，应注意让头颈、躯干、肢体放松舒适，能够自由呼吸，能够维持较长时间的位置。一般多采用仰卧位、站立位和端坐位。

（1）仰卧位：去枕或低枕，面部朝上，上肢自然置于体侧，双下肢自然伸直。根据按摩需要可随时调整上下肢的位置。按摩头面部、胸部、腹部、下肢均可。

（2）站立位：自然站立，双脚左右分开或双脚前后呈弓步站立。按摩胸部、腹部、背部、腰部、髋部、上肢均可。

（3）端坐位：正坐，屈膝、屈髋各 90°，双脚分开与肩同宽。按摩头面部、颈项部、肩部、上肢、胸部、腹部、腰部、下肢均可。

四、辅助器具和介质

（一）辅助器具

推拿的辅助器具有很多，推拿时借助辅助器具可以便于手法操作和增加手法刺激量，减轻操作劳动量。

砭石是最早的按摩器具，湖南长沙马王堆西汉古墓出土的《五十二病方》中就记载了"燔隋石，淬之，以熨"，说的是砭石的按摩和热熨作用。圆针是九针中专司按摩之用的工具。《灵枢·九针十二原》中记载："圆针者，针如卵形，揩摩分间，不得伤肌肉，以泻分气。"

这些古老的按摩辅助器具随着时代的不断发展，也会不断地改良。现在市面上有很多自我推拿的辅助工具，可以选择适合自己的工具进行辅助按摩，下面介绍常用的几种辅助器具。

按摩锤

按摩锤也属于击打类器具，功同桑枝棒，能有效减轻运动和精神紧张所造成的疲劳和酸痛。舒适按摩有效舒解不适，缓解肌肉酸痛，消除疲劳，恢复体力。舒筋活络，改善血液循环，放松运动后绷紧的各部位肌肉。击打背部的各个穴位能达到疏通经络、行气通窍、促进血液循环，并可以反射性调节内脏活动、增强内脏的功能。

⚫ 点穴按摩器

点穴按摩器作为点穴疗法的器具。点穴疗法是取患者的体表穴位通过揉压打点等手法疏通经络，达到治疗疾病的目的。按摩点穴能疏通气血，通经活络，动员机体的潜在力量，调动全身气血，从而达到抗病及延年益寿的作用。点穴按摩器解放双手，减轻点穴所需力量，并且不同材质制作的点穴按摩器因材质不同有其特殊的功效。

（二）推拿介质

为了减少对皮肤的摩擦损害，或者助某些药物的辅助作用，可在推拿部位的皮肤上涂些液体、膏剂或洒些粉末，这种液体、膏剂或粉末通称为推拿介质。先秦时期《五十二病方》记载了最早的推拿介质——发灰，用以按压止血等。东汉医学简牍载"千金膏药方"，用猪油和蛋黄为赋形剂，成为史载第一张摩膏方。其后历代医书均有应用推拿介质的记载，至清代吴师机著《理瀹骈文》，将药摩等中医外治法进行全面总结，并有创新和提高，记载了大量药摩法和推拿介质。推拿介质包括单方、复方及药膏、药散、药丸、药酒、药油、药汁、约粉等。

1. 自我推拿介质的剂型

⚫ 药膏

药物加赋形剂，如凡士林、蜜等调制成膏，作用依药物而不同。

⚫ 药散

将药物曝干、研末、细箩筛为散，如手蘸头风摩散药物散摩头顶，可治头风病，有祛风清脑、散寒止痛的作用。

药丸

临用前取药丸用生姜汁融化，手蘸药摩患处，如用定惊丸擦胸治肝风惊搐，有祛风解表、息风解痉的作用。

汤剂

用中药煎汤，趁热蘸摩患处，如用麻黄汤抹背治伤寒表实证，有散寒解表、宣肺平喘的作用。

药酒

将中药浸泡于白酒中，取浸出液擦摩患处，如虎骨酒治疗寒湿痹证，有祛寒除湿、活血止痛的作用。

药油

将药物提炼成油，如麻油摩腹治疗虚寒腹痛，有补虚和血、祛风止痛的作用。

药汁

将药物捣碎取汁或用酒精浸泡取汁。如用姜汁，治疗外感风寒，有温经通络、散寒解表的作用。如葱姜水，用于虚寒证，有温经散寒解表的作用，秋冬季多用。夏用薄荷水，有清凉解表的作用。

2. 常用自我推拿介质药方介绍

滑石粉

有润滑皮肤的作用，一般在夏季常用，适用于各种病症，是临床上最常用的一种介质。

白酒

适用于成人推拿，有活血祛风、散寒除湿、通经活络的作用，对发热病人尚有降温作用，一般用于急性扭挫伤。

冬青膏

由冬青油、薄荷脑、凡士林和少许麝香配制而成，具有温经散寒和润滑作用，常用于软组织损伤的治疗。

木香水

取少许木香，用开水浸泡后放凉去渣后使用，有行气、活血、止痛作用。常用于急性扭挫伤及肝气郁结所致的两胁疼痛等症。

红花油

由冬青油、红花、薄荷脑配制而成，有消肿止痛等作用。常用于急性或慢性软组织损伤。

陈元膏

出自《备急千金要方》。组成：当归一两，细辛一两，桂心五寸，天雄三十枚，生地黄三斤，白芷一两半，川芎一两，丹砂二两，干姜十累，乌头三两，松脂八两，猪肪十斤。制法：上咬咀。以地黄汁渍药一宿，煎猪肪去滓，纳药煎十五沸去滓，纳丹砂末熟搅。主治：一切风湿骨肉疼痹。

摩腰膏

附子、乌头、天南星、朱砂、丁香、樟脑、雄黄各一钱五分，干姜一钱，麝香三分。制法：上药为末，蜜丸如龙眼大。每用一丸，姜汁化开如粥厚，火上炖热，置掌中，摩腰上，候药尽黏腰上，烘绵衣包缚定，随即觉热如火，日易一次。主治：寒湿腰痛。

野葛膏

出自《备急千金要方》。组成：野葛、犀角、蛇衔、莽草、乌头、桔梗、升麻、防风、蜀椒、干姜、鳖甲、雄黄、巴豆各一两，丹参三两，踯躅花一升。制法：上咬咀，以苦酒四升，渍之一宿，以成煎猪膏五斤，微火煎，三上三下，药色小黄去滓。以摩病上。主治：疼痹不仁。

另外推拿介质的选择需要注意以下几个方面：

（1）辨证选择：根据中医学理论进行辨证，根据证型的不同选择不同的介质。但总的来说可分为两大类，即辨寒热和辨虚实。寒证，用有温热散寒作用的介质，如冬青膏；热证，用具有清凉退热作用的介质，如白酒等；虚证，用具有滋补作用的介质，如冬青膏；实证，用具有清、泻作用的介质，如红花油。其他证型可用一些中性介质，如滑石粉等，取其润滑皮肤的作用。

（2）辨病选择：根据病情的不同，选择不同的介质。软组织损伤，如关节扭伤、腱鞘炎等选用活血化瘀、消肿止痛、透热性强的介质，如红花油、冬青膏等。

（3）根据年龄选择：成年人，一般而言，不论水剂、油剂、粉剂均可应用。老年人常用的介质有油剂和酒剂。

（赵娜）

临床篇

第一节 骨伤科常见病症

颞颌关节功能紊乱症

概述

颞颌关节功能紊乱症是指以下颌部慢性疼痛为主，多伴有关节弹响及关节运动功能障碍的综合征，多数属关节功能失调，预后良好，但极少数病例也可发生器质性改变。本病的发病率随年龄的增长有下降趋势，多见于中青年女性。

病因病机

目前认为引起颞颌关节功能紊乱症的病因，是在下颌关节发生无菌性炎症或关节错缝时，关节盘的协调作用遭到破坏，调节关节活动的功能受到影响而引起的。西医学将其发病原因分为：精神因素、咬合因素、创伤因素、全身及其他因素四种。

自我按摩法

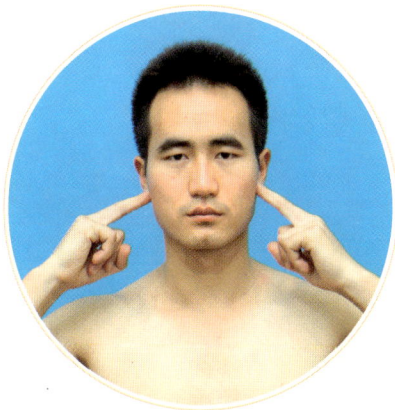

图 3-1-1 揉下关穴

揉下关穴

◀ 中指按放在耳前下关穴，颧骨弓与下颌切迹间的凹陷中，按顺时针方向揉 1 分钟，按逆时针方向揉 1 分钟，以酸胀为度（图 3-1-1）。

揉颊车穴

▶ 颊车位于上下齿咬紧时，咬肌隆起的高点处。坐位或仰卧位，用两手拇指的指腹，旋转用力分别按揉两侧颊车穴半分钟，以酸胀为度（图 3-1-2）。

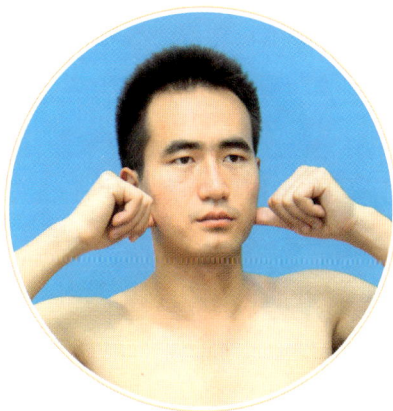

图 3-1-2 揉颊车穴

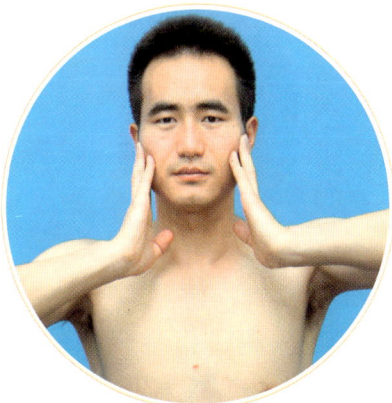

图 3-1-3 擦面颊

擦面颊

◀ 双手手指并拢，以四指指面为着力点，由颧骨至耳前单向横擦面部，以皮肤微热为度（图 3-1-3）。

导引法

坐式八段锦之叩齿集神法

叩齿集神三十六，两手抱昆仑，双手击天鼓二十四。

动作

闭目端坐，宁心静气。

▶ 闭嘴叩齿，速度要均匀。上下牙齿相叩作响，宜三十六声（图3-1-4）。

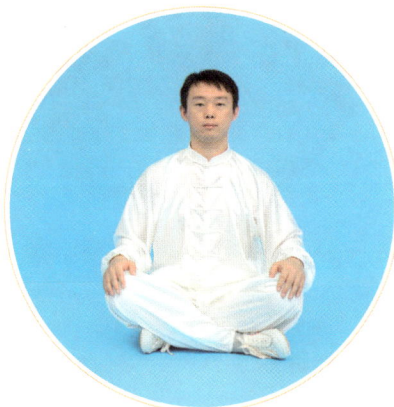

图 3-1-4　叩齿集神

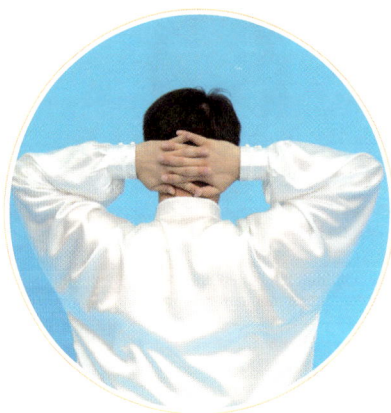

◀ 两手十指交叉，抱住后项，微微呼吸，暗记鼻息九次（图3-1-5）。

图 3-1-5　两手抱昆仑

▶ 用两手掌紧掩耳门，不宜耳闻有声，手指向后，自然附于后头部，用食指按压中指，弹击脑后，左右各二十四次（图3-1-6）。

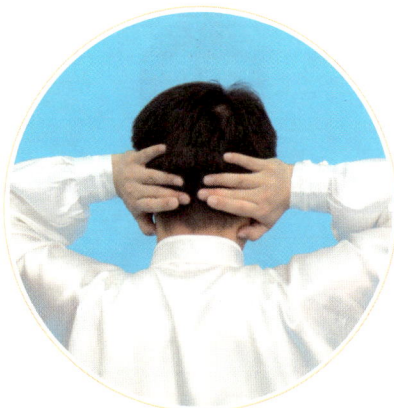

图 3-1-6　双手击天鼓

要领　叩齿时张口不宜过大，速度要均匀，力度要适宜。两手掌覆盖于耳上时，力度不宜过大，以不能听见声音为度。手指弹击后脑节律要均匀，力度要适中。

功用　清心凝神，集一身之精气，使之聚而不散；滑利下颌关节。

康复训练法

张口训练

动作（图 3-1-7）

①手拇指和食指做数字"七"的式样，大拇指顶住下牙边缘，食指和中指顶住上牙边缘，用手指的力度使口撑开，并做撑开→合上→撑开→合上，反复动作。

②下牙（下颌）做前伸动作，上颌不要动，伸出去→收回→伸出去→收回，反复动作。

③下牙（下颌）做左右移动动作，上颌不要动，左→右→左→右，循环动作。以上二项交替重复做 10 分钟，一天 2~3 次。

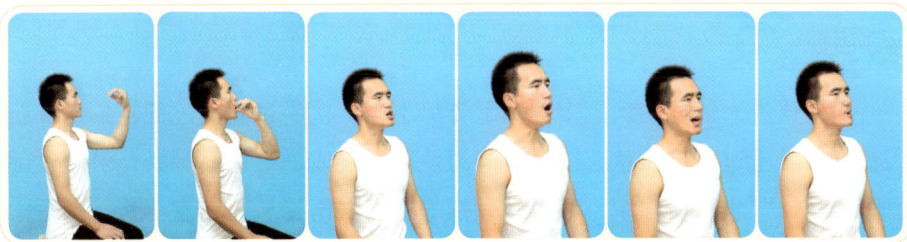

图 3-1-7　张口训练

要领　动作要稍微缓慢，不要快速运动。

功用　练习颞颌关节周围肌群，增强肌力及肌肉耐力，增强颞颌关节稳定性。

自我调护

（1）去掉致病因素所必须做的是纠正患者的不良习惯。例如：单侧咀嚼、过大张口、持续大张口、啃硬物、过度用力咀嚼。

（2）对于慢性疼痛的患者，在疼痛区域可行局部热敷治疗，以达到活血止痛的目的。对于急性损伤（48小时内）、急性炎症或局部感染则不适用于此法。

（3）规律生活起居，调节自身情志。

（李建）

落　枕

概述

落枕是睡卧后出现颈部酸胀疼痛、僵硬、活动受限为主要临床表现的颈部软组织损伤疾病，又称"失枕"。轻者数天自愈，重者可见颈部剧烈疼痛，向头部和上肢放射，迁延数周难愈。本病春冬季较多发，多见于青壮年。

病因病机

西医认为，落枕的病因多由睡眠姿势不当，枕头过高或过低，致颈部肌肉长时间处于过度牵拉状态而产生静力性损伤；或加之寒凉刺激，引起颈部血管收缩，颈肌缺血痉挛，均可致颈椎的稳态失衡，从而引发落枕。中医学认为，落枕一证，其内因于素体亏虚，气血不足，运行不畅致筋肉失养、活动失调，外因夜寐时风寒侵袭颈肩及扭伤等，致颈部肌肉筋经痉挛不舒、气血不和，经络气血阻滞不通，使颈项僵凝疼痛，活动受限。对于落枕的康复治疗，颇多文献证实，自我按摩及功能锻炼可有效地改善落枕的疼痛症状及功能活动。

自我按摩法

提拿项筋

▶ 用右手置于颈项上，大鱼际与食指、中指、无名指、小指四指相对用力，自上而下用力拿颈项部肌肉，持续1分钟左右，以局部酸胀感为度（图3-1-8）。

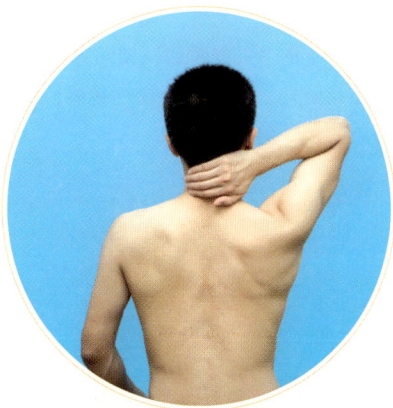

图 3-1-8 提拿项筋

揉风池穴

◀ 用两拇指罗纹面分别置于两侧风池穴，环旋按揉1分钟左右，以局部明显酸胀感为度（图3-1-9）。

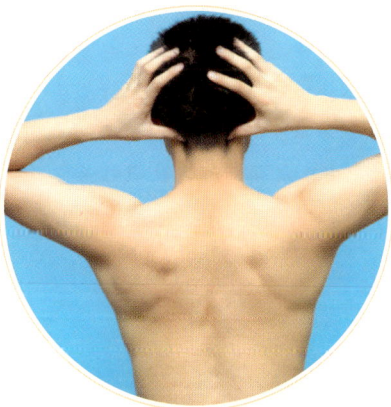

图 3-1-9 揉风池穴

揉落枕穴

▶ 用一手拇指置于另一手落枕穴上，以顺时针方向按揉约2分钟，两手交替进行，以局部酸胀为宜（图3-1-10）。

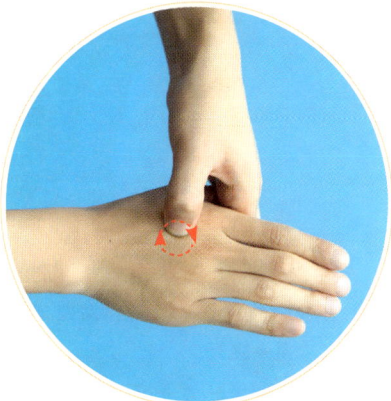

图 3-1-10 揉落枕穴

❀ 擦颈项

▶ 头稍前倾，用一手掌心置于颈后部，用力左右往返横擦，以透热为度（图3-1-11）。

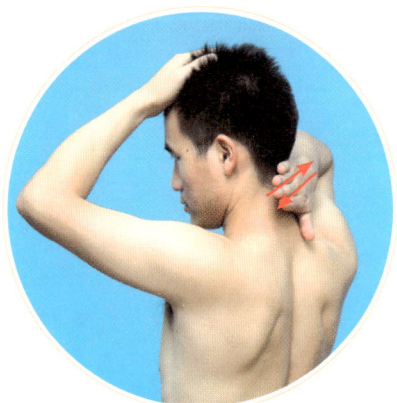

图 3-1-11　擦颈项

❀ 拍打双肩

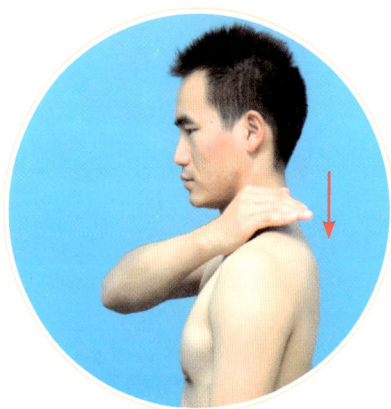

图 3-1-12　拍打双肩

◀ 用右手置于左肩上，五指并拢微屈，使掌心空虚，在左侧颈肩部由上到下快速有力地拍打，再以左手拍打右侧颈肩，两手交替拍打，连续2分钟左右，以颈肩部皮肤微红为宜（图3-1-12）。

导引法

❀ 八段锦之左右开弓似射雕

动作（图3-1-13）

①左脚向外侧横跨一步，与肩同宽，成马步。上身正直，两臂平屈，在胸前交叉，掌心向内，左手在外。

②两手半握拳，左手食指与拇指成八字形撑开，目视左手食指，左手缓缓平推向左

侧，左臂伸直，吸气，头随手转向左侧。同时，右臂屈肘向右拉回，止于右胸如拉弓状，拳心向上。

③还原成预备式，呼气。继续动作同前，唯左右相反。如此左右反复各3~4遍。

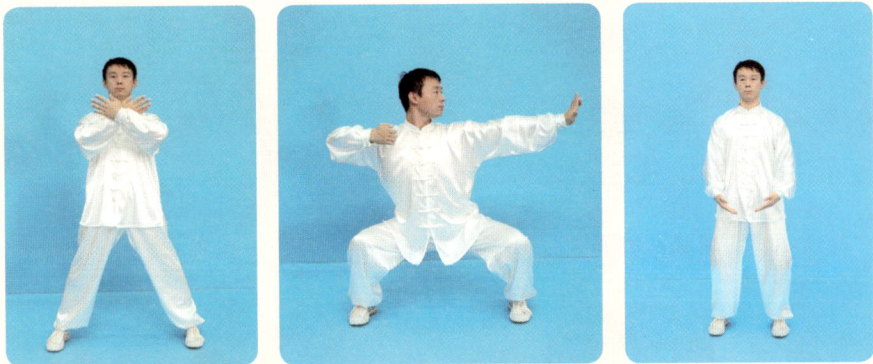

图 3-1-13　左右开弓似射雕

要领　身体保持正直，开弓时肘部要抬平，开弓手需松肩、展臂，食指向上，拇指斜向上，有麻胀感。同时配合呼吸，开弓时吸气，放松还原时呼气。

功用　此段功法通过扭动头部及扩胸运动，可以运动颈项、肩周部肌群，改善颈部血液循环、肌肉拘挛状态及预防落枕再发生。

脊柱功之颈项相争

动作（图 3-1-14）

①身体直立，两腿自然分开，与肩同宽，双手叉腰，拇指向后，挺胸收腹。

②先将头向左旋转至最大限度，保持上身正直，目视左方，然后还原。

③再将头向右旋转至最大限度，目视右方，还原姿势。

④最大幅度抬头望天，还原姿势。再最大幅度低头看地，还原姿势。

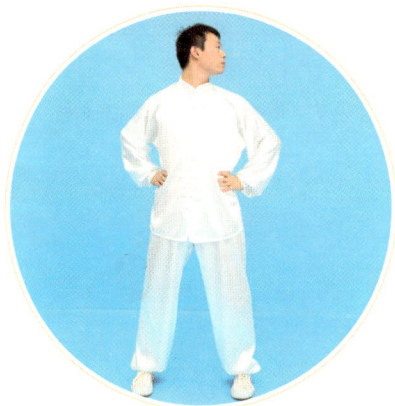

a. 目视左方

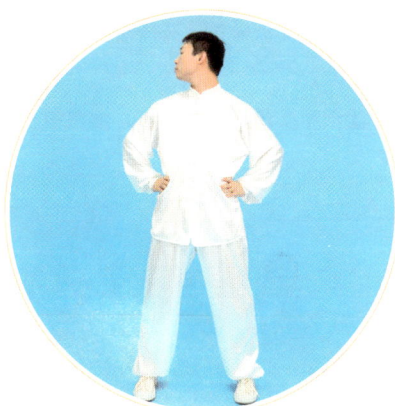

b. 目视右方

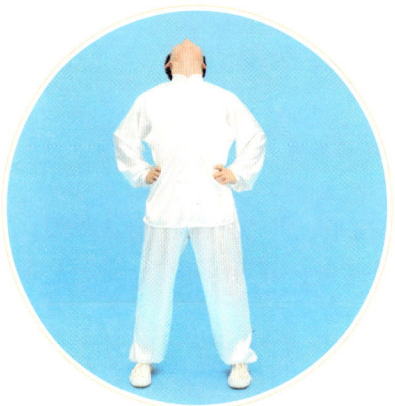

c. 抬头望天

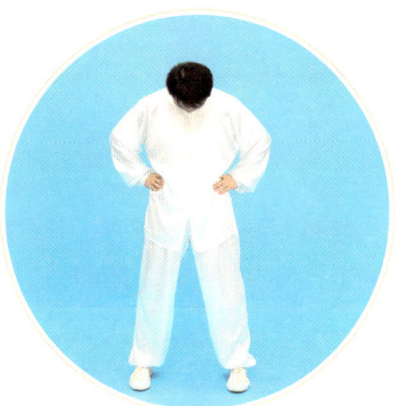

d. 低头看地

图 3-1-14　颈项相争

　　要领　头部左右旋转及抬头低头时，尽可能加大动作幅度，但需保持上身正直，不挺腹。

　　功用　通过颈部活动，滑利颈肩关节，以松解肌肉组织的痉挛，改善软组织的血液循环及神经体液调节，增强肌力，缓解疼痛，恢复颈部正常功能。

康复训练法

康复训练法以颈肩部肌群锻炼为主，主要包括以下6种。

左右偏头

动作

▼ 患者直立或坐位，两臂自然下垂，随吸气头缓慢地向左侧倾斜，使左耳尽量靠近左肩，随呼气缓慢地还原。然后吸气时头再缓慢地向右倾斜，使右耳尽量靠近右肩，呼气同时还原。如此反复10~20次（图3-1-15）。

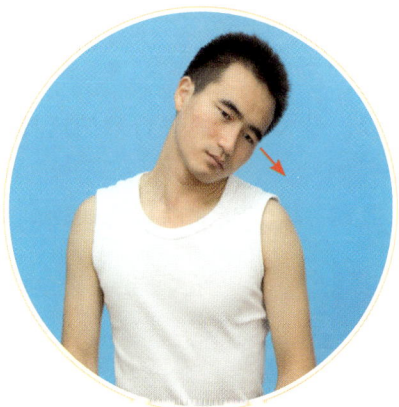 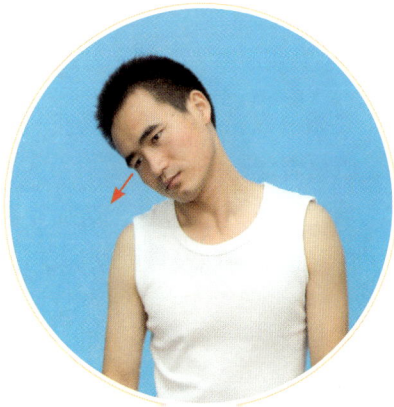

a. 向左倾斜　　　　　　　　　　　　　　　　b. 向右倾斜

图 3-1-15　左右偏头

要领　保持腰部及上身正直，配合呼吸，最大限度地进行侧屈活动，以患者能耐受为度。

功用　可舒筋活络、行气活血、祛风散寒，缓解颈部肌肉的痉挛，恢复颈部侧屈功能活动及椎间关节功能。

前俯后仰

动作

▼ 患者直立或坐位，随呼气颈项缓慢地向前俯，使下颌尽量贴近胸骨，然后随深吸气，颈项缓慢向后仰，停5秒后再前俯，如此反复10~20次（图3-1-16）。

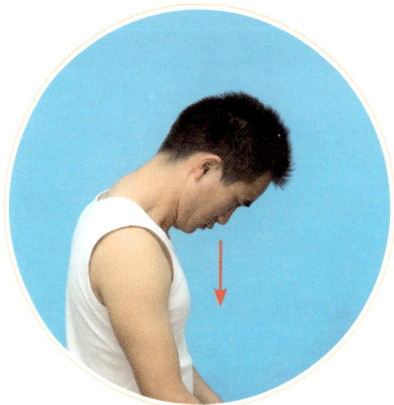
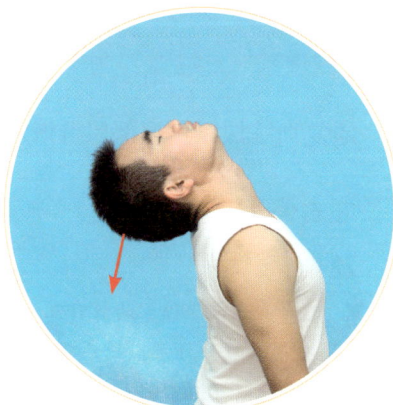

a. 向前俯　　　　　　　　　　　　　b. 向后仰

图 3-1-16　前俯后仰

要领　保持腰部及上身正直，配合呼吸，最大限度地进行前俯后仰活动，以患者能耐受为度。

功用　可舒筋通络、活血止痛、祛风散寒，恢复颈部前后群肌肉的平衡，恢复颈部前屈及后伸功能活动。

左右旋转

动作

▼　患者直立或坐位，头由左向后、向右逆时针方向缓慢旋转 1 周，同时配合先吸气后呼气；然后，头由右向后、向左顺时针方向缓慢旋转 1 周，也是先吸气后呼气。如此反复 10 次（图 3-1-17）。

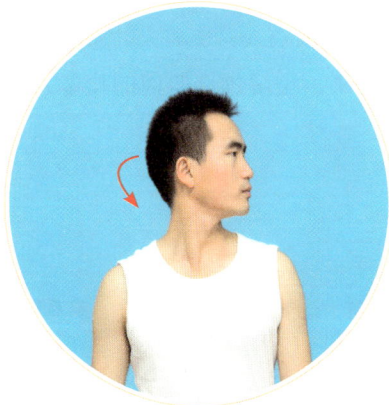
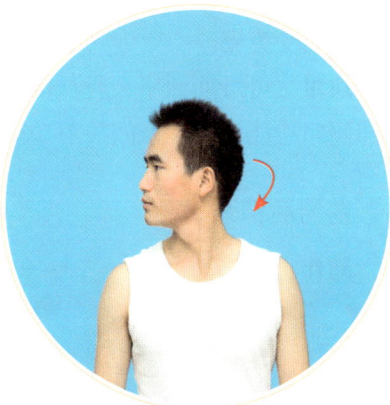

a. 向左旋转　　　　　　　　　　　　b. 向右旋转

图 3-1-17　左右旋转

要领 保持腰部及上身正直，配合呼吸，最大限度地进行颈部旋转活动，以患者能耐受为度。

功用 舒筋通络、活血止痛、祛风散寒，缓解颈部胸锁乳突肌的痉挛，恢复颈部旋转功能活动。

回头望月

动作

▶ 患者取半蹲位，左手置于头后，右手背于腰部，头旋转向左后上方，犹如回头望月状，停5秒，然后换右手置于头后，左手背于腰部，头旋转向右后上方，停5秒，如此反复10次（图3-1-18）。

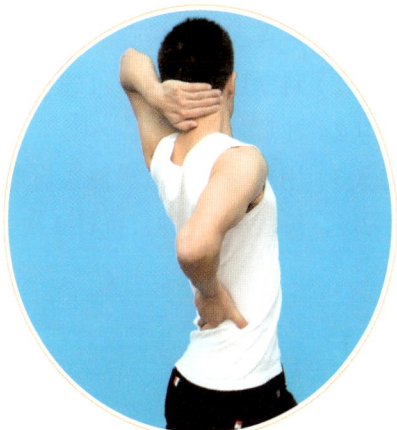

图 3-1-18 回头望月

要领 动作不宜过快，要均匀和缓，保证完成动作。

功用 锻炼颈部肌肉，特别是胸锁乳突肌，增加颈部力量及稳定性，恢复颈部功能，同时可以预防落枕的再次发生。

缩肩练习

动作

▼ 患者坐位或站立，目视前方，挺胸抬头，颈部伸直，两肩部向后上方用力收缩，持续10秒，放松肩部10秒，反复操作10次（图3-1-19）。

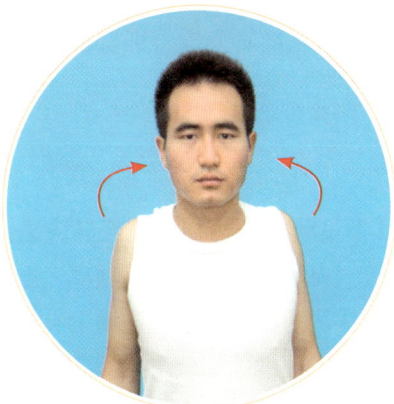

a. 前面

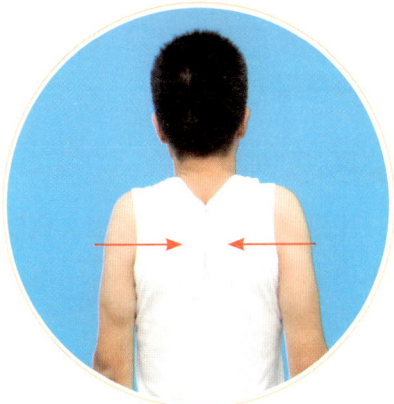

b. 后面

图 3-1-19 缩肩练习

> **要领** 动作不宜过快，要均匀和缓，最大限度地收缩肩关节。
>
> **功用** 可以放松颈肩部肌肉，改善疼痛症状及恢复颈部功能活动。

自我调护

（1）科学用枕，避免过硬、过高及过低。

（2）注意颈部保暖。

（3）用热毛巾湿敷患侧颈肩疼痛部有助于症状的缓解，温度以患者能耐受为度，持续 20 分钟，每日 2 次，以疏通经络、活血化瘀。

（包安）

颈椎病

概述

　　颈椎病属于中医学"痹证"范畴，可由肝肾亏虚、气血不足、跌仆闪挫或外感邪气侵入人体所致。而西医学则认为颈椎退行性改变是颈椎病发病的主要原因，其中椎间盘的退变是关键，从而引发一系列临床症状，如：颈项部的酸痛、上肢的活动不利，可伴有头痛、眩晕、耳鸣、视物模糊、上肢无力、麻木或心跳加快、减慢等临床症状，自我推拿可以起到缓解和预防的作用。但是如果出现行走困难、一侧或双侧下肢麻木、沉重，甚至出现步态不稳、行走时双脚会出现踩棉花的感觉、大小便失禁等症状时，则不宜采用自我推拿，需要及时就医。本病好发于 40~60 岁，大量研究报告证实其发病年龄在逐渐趋于低龄化。

病因病机

　　中医学认为，本病可因久病体弱、肝肾不足或肾精亏损引起经脉失去濡养或由于风寒湿邪侵入人体，流注经络，导致气血运行不畅引起颈项部、上肢肌肉的酸痛、麻木或屈伸不利等症状。而西医学认为由于颈椎骨质增生、椎间盘变性、颈椎曲度改变、颈椎间隙狭窄等因素造成颈椎周围软组织的劳损、钙化、无菌性炎症以及骨性因素影响神经、血管、脊髓及周围软组织而引发一系列临床症状。而自我推拿和康复训练对缓解颈椎病的症状有着显著的效果。

自我按摩法

按揉风池穴

▶ 用两手拇指罗纹面按于两侧的风池穴上，向内向上进行按揉100次，以局部有酸胀感为宜（图3-1-20）。

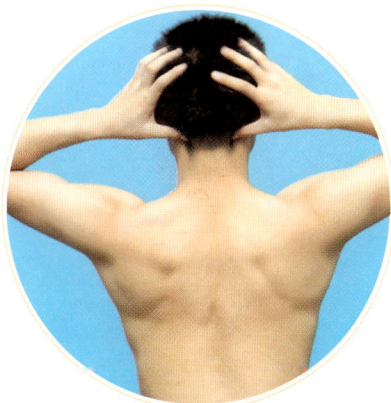

图 3-1-20 按揉风池穴

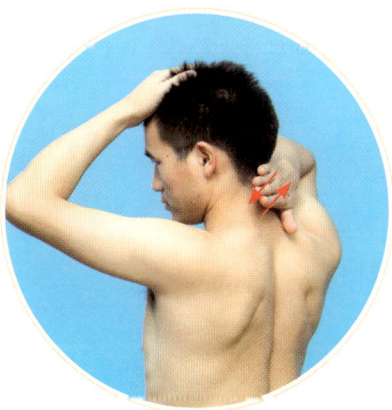

摩擦颈后部

◀ 用右手掌连同手指一起置于颈后部，接触颈部肌肤，进行往返横向摩擦，手法用力偏轻，以局部温热感且向深部透热为宜（图3-1-21）。

图 3-1-21 摩擦颈后部

随症加减

①如果症状以颈项部不适、强直、疼痛为主，同时可伴有肩背疼痛、发僵，甚至不能做点头、仰头及转头活动，可增加按揉椎旁线。

按揉椎旁线

▶ 用食指、中指、无名指、小指四指的指端按揉椎旁线，左右线上各10次，左手按右侧，右手按左侧，沿此线上下按揉，边按揉边移动，手法用力适中，以局部有明显酸胀为宜（图3-1-22）。

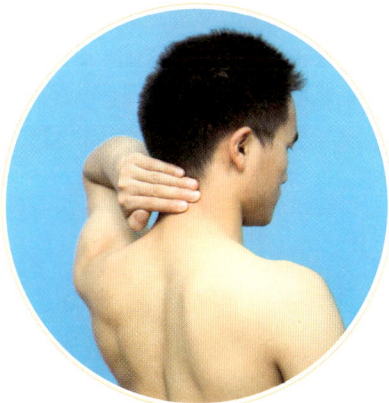

图 3-1-22 按揉椎旁线

②如果症状以颈痛、颈部发僵、肩部及肩胛骨内侧缘疼痛，上肢放射性疼痛或麻木为主，可增加按揉项部。

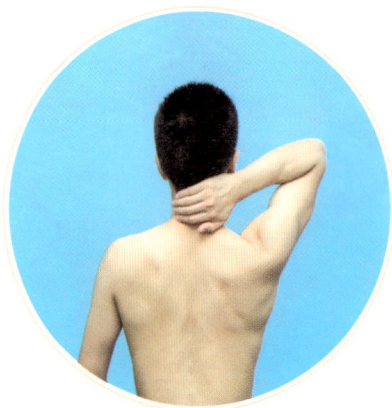

按揉项部

◀ 用食指、中指、无名指的罗纹面端按揉项部，左右各100次，前后各100次，用左手按揉右侧，用右手按揉左侧，手法用力偏重，以局部有明显酸胀感为宜（图3-1-23）。

图 3-1-23　按揉项部

③如果症状以头痛或偏头痛、注意力不集中、恶心呕吐、心悸、胸闷、心率变化、心律失常等为主，则增加颈部后伸法。

颈部后伸法

▶ 用右手置于颈后部，按压在颈椎棘突上，按压要实，然后头向后缓慢后仰，使颈后部有挤压感，有利于恢复颈椎生理曲度，对缓解颈型颈椎病、神经根型颈椎病、交感神经型颈椎病临床症状会有一定作用（图3-1-24）。

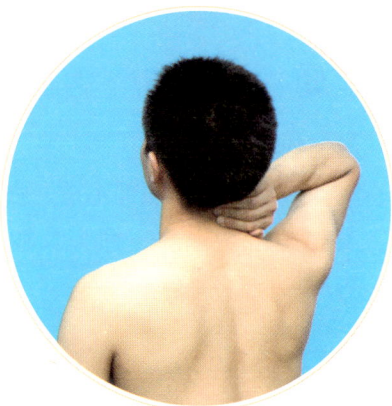

图 3-1-24　颈部后伸法

④如果症状以眩晕，伴随恶心、呕吐、耳鸣，且上述症状的产生均与颈部位置改变有关为主，则增加按揉印堂穴、按揉太阳穴。

按揉印堂穴

▶ 用中指指端的罗纹面按揉印堂穴 50 次，以带动皮下组织做顺时针方向的按揉，手法力度适中，以局部酸胀感为宜（图 3-1-25）。

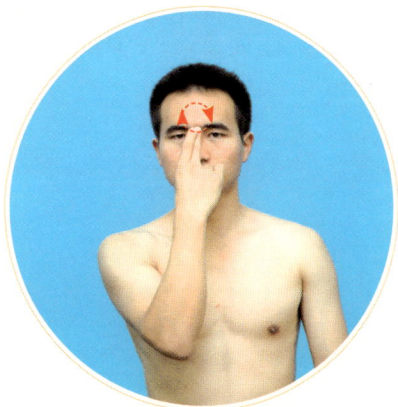

图 3-1-25　按揉印堂穴

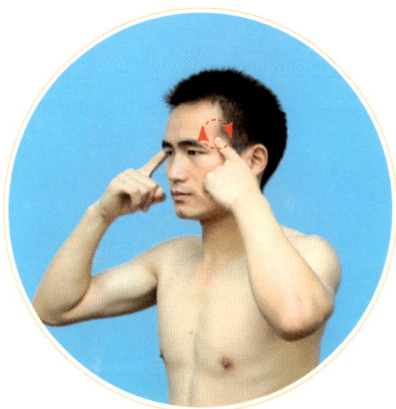

按揉太阳穴

◀ 用双手食指指端的罗纹面同时按揉两侧的太阳穴 50 次，以带动皮下组织做顺时针方向的按揉，操作时精神要放松，意念集中在太阳穴，手法力度要适中，以局部酸胀感为宜（图 3-1-26）。

图 3-1-26　按揉太阳穴

导引法

八段锦之两手托天理三焦

动作（图 3-1-27）

①两臂自然下垂，双掌五指分开，在腹前交叉，掌心向上，目视前方，然后两腿伸直。

②两掌上托于胸前，两臂向上托起，掌心向上，抬头目视双掌，双掌继续上托，肘关节伸直，同时下颌内收，动作稍停，目视前方。

③两腿膝关节微曲，同时两臂分别向身体两侧下落，两掌捧于腹前，掌心向上，目视前方；全部动作一上一下为1次，共做6次。

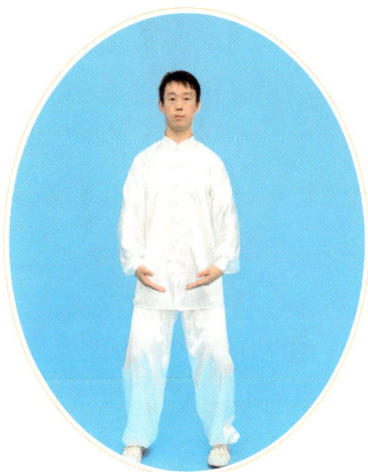
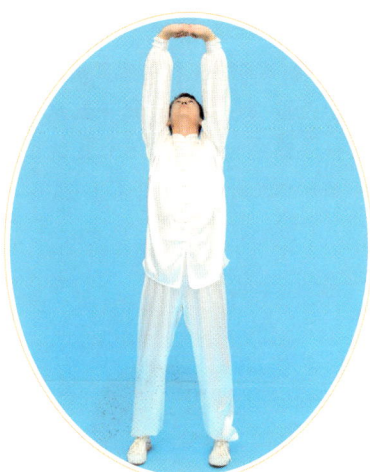

a   b

图 3-1-27　八段锦之两手托天理三焦

要领　双掌上托要舒展，略有停顿，保持伸拉。

功用　通过两手交叉上举，缓慢用力，保持拉伸，可使三焦通畅，气血调和，通过拉长躯干与上肢各关节周围肌肉韧带及关节软组织，可提高上肢和颈椎关节的灵活性，防治颈肩部疾患，对颈椎病的恢复具有良好的作用。

练功十八法之颈项争力

动作（图 3-1-28）

①患者两腿直立，与肩同宽，双手叉腰，双眼平视前方。

②头向左转至最大限度，稍停顿5秒后，头转回中立位。

③头向右转至最大限度，稍停顿5秒后，头转回中立位。每组向左向右各做1次，每天做6组。

要领　头向左右转时，要尽可能最大幅度，一般是左右旋转60°。

功效　可锻炼颈椎关节的灵活性，拉伸颈部肌肉，防治颈肩部疾患，对恢复颈椎功能有良好的作用。

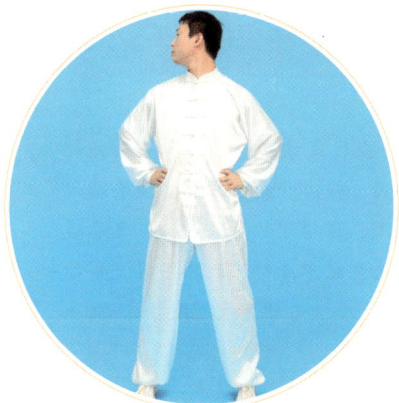 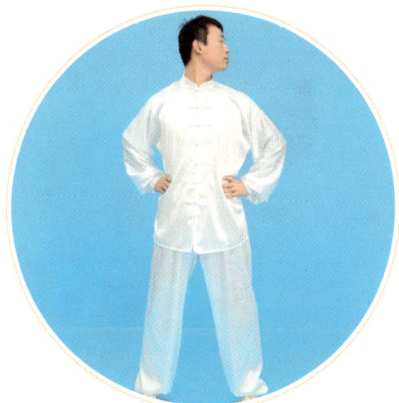

a. 头向右转　　　　　　　　　　b. 头向左转

图 3-1-28　练功十八法之颈项争力

康复训练法

　　针对颈椎病初次发作或症状较重，处于急性发作期的患者，要注意卧床休息以及颈部适当的制动。卧床的目的是使颈部的肌肉处于放松的状态，从而减轻由颈部肌肉痉挛导致的对椎间盘的压力；颈部的制动不仅对组织充血和水肿的消退有利，还对突出的椎间盘消肿有一定的作用。伴随着症状的减轻，要继续开展颈部周围肌肉的力量练习，目的是提高颈椎的稳定性，增加颈椎的活动范围，减轻颈部肌肉痉挛等，长期坚持训练可以巩固疗效，纠正错误姿势，减少复发。

颈部活动度练习

动作

　　▶　坐位或站立位，上身及头颈部保持正直，缓慢，向前下方用力使头颈部屈至极限，保持此位置3~5秒，之后缓慢抬起头部至中立位，此为1次完整动作，6次/组，4~6组/天（图3-1-29）。

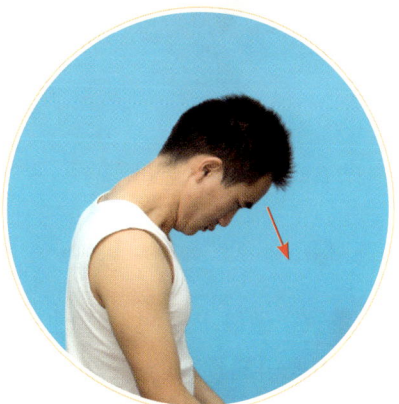

图 3-1-29　颈部前屈

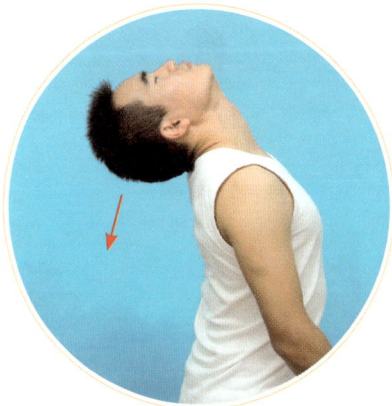

图 3-1-30　颈部后伸

▲　坐位或站立位，上身及头颈部保持正直，缓慢，向后方用力使头颈部仰至极限，保持此位置 3~5 秒，之后缓慢抬起头部至中立位，此为 1 次完整动作，6 次 / 组，4~6 组 / 天（图 3-1-30）。

▶　坐位或站立位，上身及头颈部保持正直，头颈部向左用力使左耳缓慢靠近左肩至极限，保持此位置 3~5 秒；而后头颈部向右用力使右耳缓慢靠近右肩至极限，保持此位置 3~5 秒，之后头部缓慢回到中立位，此为 1 次完整动作，6 次 / 组，4~6 组 / 天（图 3-1-31）。

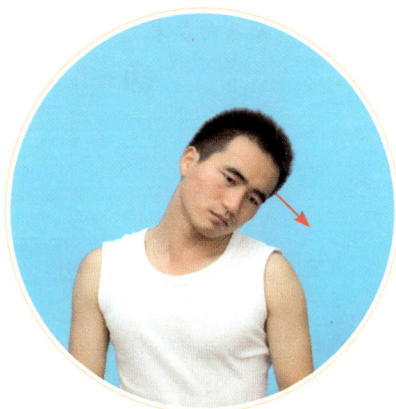

图 3-1-31　颈部左右侧屈

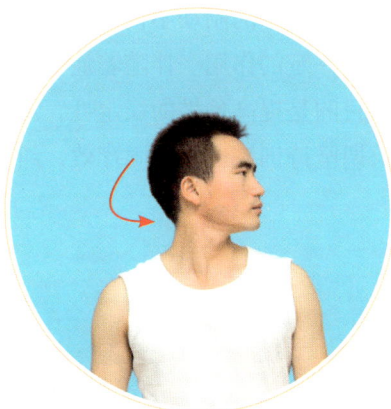

图 3-1-32　颈部左右旋转

▲　坐位或站立位，上身及头颈部保持正直，缓慢向左用力使头颈部旋转至极限，保持此位置 3~5 秒；而后缓慢向右用力使头颈部旋转至极限，保持此位置 3~5 秒，之后头部缓慢回到中立位，此为 1 次完整动作，6 次 / 组，4~6 组 / 天（图 3-1-32）。

要领　做以上四组动作时，颈部有牵拉感即可，并保持当时的位置 3~5 秒，不要引起颈部的疼痛。

功用　在不引起疼痛的前提下，尽量维持颈部的正常活动范围。

颈部抗阻等长肌力练习

动作

▶ 坐位或站立位，上身及头颈部保持正直，双手交叉放于额前，颈部向前缓慢用力低头对抗双手，在用力最大的位置持续 6~8 秒后放松回到原位，此为 1 次完整动作，8~10 次 / 组，3 组 / 天（图 3-1-33）。

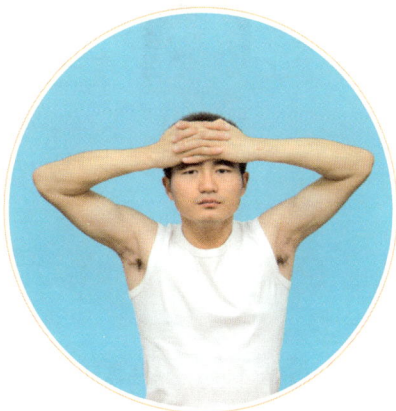

图 3-1-33　屈肌练习

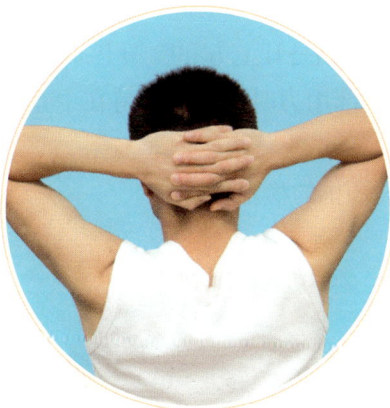

图 3-1-34　伸肌练习

◀ 坐位或站立位，上身及头颈部保持正直，双手交叉放于脑后，颈部向后缓慢用力仰头对抗双手，在用力最大的位置持续 6~8 秒后放松回到原位，此为 1 次完整动作，8~10 次 / 组，3 组 / 天（图 3-1-34）。

▶ 坐位或站立位，上身及头颈部保持正直，将一侧手掌放于头部同侧的耳上方（即左手放于头部左侧，右手放于头部右侧），颈部用力向左侧侧头来对抗左手掌，在用力最大的位置持续 6~8 秒后放松回到原位，再用力向右侧侧头来对抗右手掌，在用力最大的位置持续 6~8 秒后放松回到原位，此为 1 次完整动作，6~8 次 / 组，3 组 / 天（图 3-1-35）。

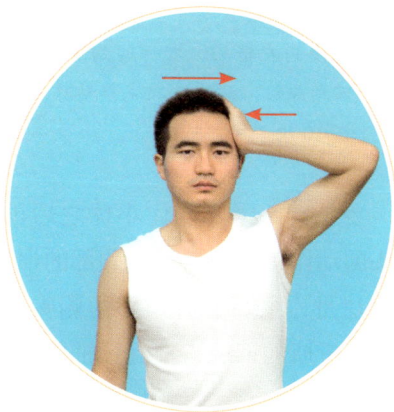

图 3-1-35　侧屈练习

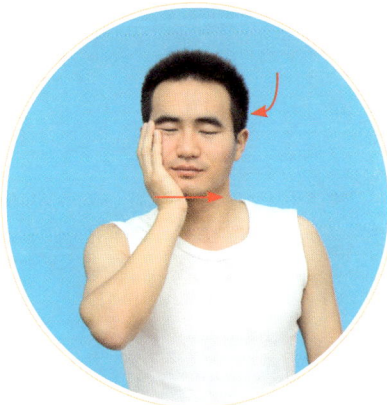

坐位或站立位，上身及头颈部保持正直，将一侧手掌放于头部同侧的脸颊上（即左手放于头部左侧，右手放于头部右侧），颈部用力向左侧转头来对抗左手掌，在用力最大的位置持续 6~8 秒后放松回到原位，再用力向右侧转头来对抗右手掌，在用力最大的位置持续 6~8 秒后放松回到原位，此为 1 次完整动作，6~8 次 / 组，3 组 / 天（图 3-1-36）。

图 3-1-36 旋转练习

要领 注意最后两个动作，手掌的位置分别是耳上方和脸颊上，颈部用力动作分别是侧头和转头；练习过程中在头部用力时，尽量保持在中立位，不偏向其他方向。

功用 加强颈部周围的肌肉力量，提高颈椎的稳定性。

靠墙顶球

动作（图 3-1-37）

①站立位，靠墙将一弹性小球（或折叠的软枕头）放于头后与墙壁之间。

②并用头顶住，保持头部正直，下颌微收，颈部用力压住小球。

③缓慢向左转头，之后回到原位，再向右转头，回到原位，此为 1 次完整动作。

④8~10 次 / 组，3 组 / 天。

要领 一定要压住小球之后再进行转头的动作，否则易造成颈部的损伤。

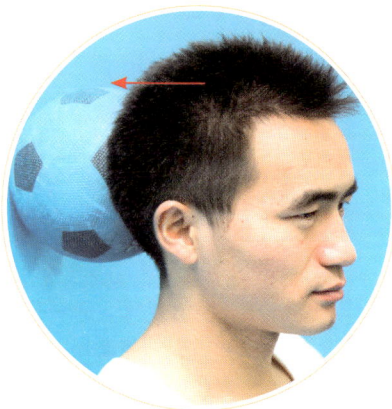

图 3-1-37 靠墙顶球

功用 主要是对颈部两侧胸锁乳突肌、斜方肌的训练，提高颈椎的灵活性。

自我调护

（1）平时的业余时间里，尽量选择一些全身性的运动（如游泳、太极拳等）进行锻炼。这种锻炼的动作缓而有力，舒展大方，不但可以增强肌肉力量，加大关节的活动范围，提高身体素质，而且相对比较安全，造成损伤的几率较低。通过日常锻炼预防颈椎病是最基础也是最重要的。

（2）日常生活和工作中，同一种姿势或体位（如伏案时间、久坐等）不要持续时间过长，我们可以通过简短的休息或改变姿势来预防颈椎疾病的发生。

（3）合理用枕：枕头是颈椎很重要的保护工具，合理适用的枕头主要体现在其科学的高度和舒适的硬度。研究表明，枕头不宜过高或过低，一般以元宝形的枕头（即中间凹陷、两端略高）最为合适，它的优点是可以维持颈椎正常的生理曲度，也可以对头颈部起到相对制动和固定的作用；对于硬度，枕头还是要有一定的弹性为好，不宜过硬，填充物尽量选择质地柔软、透气性较好的木棉或谷物皮壳为好。

（宋华隆　张玮）

肩周炎

概述

肩关节周围炎，简称肩周炎，是指肩关节囊及关节周围软组织，包括肌肉、肌腱、韧带、滑液囊等的损伤或退变引起的慢性无菌性炎症，又称"五十肩""漏肩风""冻结肩"。本病最大的特点就是静止痛，日轻夜重，严重者可导致前臂及手部的疼痛、麻木，甚至局部肌肉萎缩。该病女性多于男性，有自愈倾向，预后良好，但痊愈后可复发。

病因病机

中医认为，该病的发生是内外因共同作用的结果，年老体衰、气血虚损、筋脉失养是内因，风寒湿邪侵袭是外因，两者相互作用，从而导致肩部筋脉挛急，引起疼痛。

西医认为，由于长期劳损、轻微的外伤、受凉等因素的作用，肩部出现疼痛不适后未能及时治疗和功能锻炼，以致肩关节活动减少，症状渐进性加重，从而形成本病。

其机制主要是由于肩关节周围肌肉、肌腱、韧带、滑液囊、关节囊损伤后充血水肿，炎性物质浸润，造成肩关节周围组织挛缩，软组织广泛性粘连，引起关节疼痛及活动障碍。

自我按摩法

◎ 点揉肩髃和肩髎

▶ 以健侧手拇、食指分别置于患肩肩髃、肩髎两穴，两指相对用力，同时做环转揉动，以局部酸胀、轻微发热为宜（图3-1-38）。

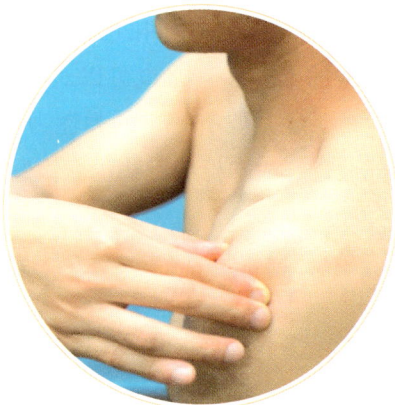
图3-1-38 点揉肩髃和肩髎

◎ 点揉合谷穴

◀ 健手拇指按于患侧合谷穴，其食指按于掌面相应部位，由轻渐重地点揉1~2分钟，以酸胀感为宜（图3-1-39）。

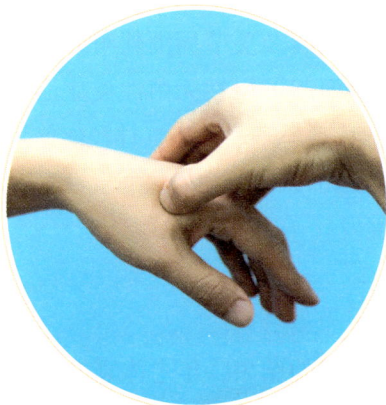
图3-1-39 点揉合谷穴

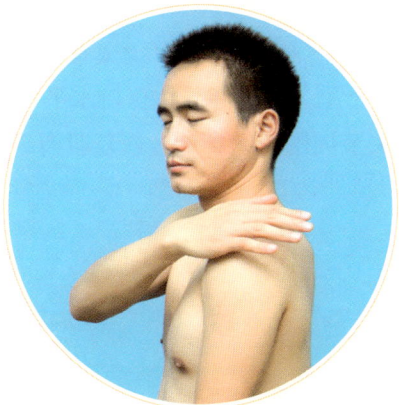

揉肩

◀ 用健侧手掌扣于肩头，腕关节环转揉患肩，沉肩垂肘，以微微发热为宜（图3-1-40）。

图 3-1-40　揉肩

导引法

练功十八法之展翅飞翔

动作（图3-1-41）

①两腿分直，梢宽于肩，两手自然放于体侧，两眼平视前方。

②两臂屈肘成"展翅"状，肘与肩平，手下垂，手背相对，眼看前方。

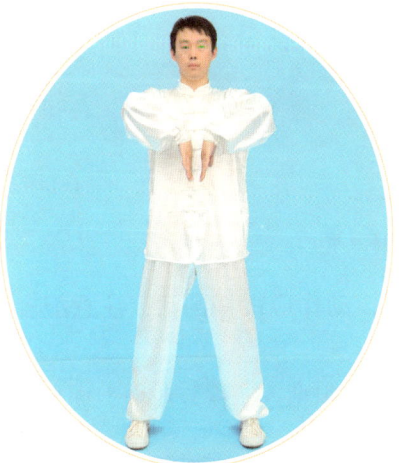

a

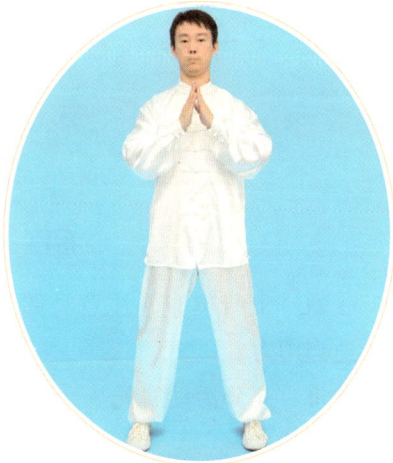

b

图 3-1-41　展翅飞翔

③两肘逐渐上抬，直至肘关节抬至眉高。

④两臂缓缓落下，直至两手在胸前相合，掌心相对，然后徐徐下按还原成预备姿势。

要领 两肘上抬，肩背放松，双手自然下垂，上臂与身体保持水平。

功用 本动作充分外展肩关节，松解关节周围组织粘连，恢复肌肉、韧带等软组织的功能。

脊柱功之轮转双臂

动作（图 3-1-42）

①左脚向前跨一大步，转体 90° 呈弓箭步，前弓后箭。

②右手变手掌，向前划弧。

③以右肩关节为中心轮转手臂，意念想象展臂弧度由小到大，直至无穷。

④摇转 7 次，呼吸自然。左右方向相反，放松复原。

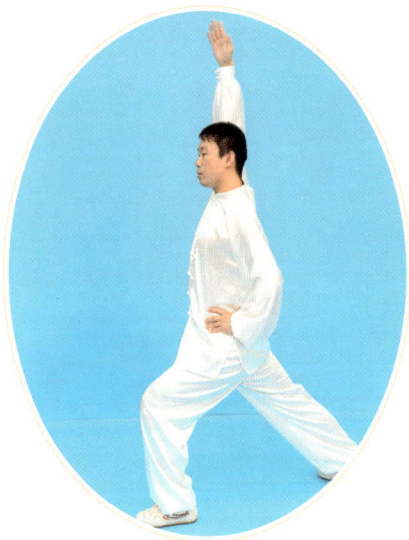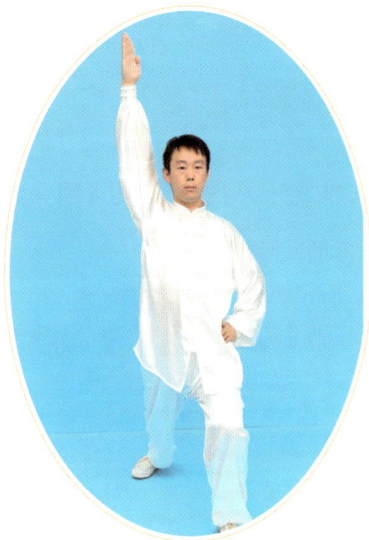

a   b

图 3-1-42 轮转双臂

要领 上身挺直，注意身体平衡稳固，动作应缓慢圆活，注意配合呼吸，适当用力。

功用 充分活动肩关节，松解关节周围组织粘连，恢复肌肉、韧带等软组织的功能。

康复训练法

康复训练法原则以松解关节周围组织粘连，恢复肌肉、韧带等软组织的功能为主，辅以肩、臂肌群锻炼。

环绕练习

动作

▼ 患者在早晚做内旋、外旋、外展、环转上臂动作，反复锻炼（图3-1-43）。

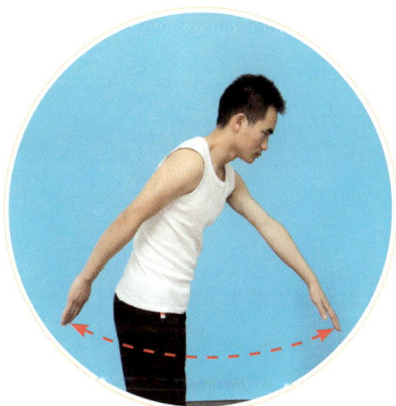

a. 患肩前后摆动

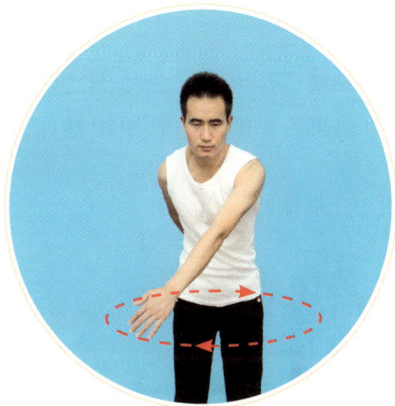

b. 以肩关节为轴，顺时针或逆时针环转

图 3-1-43 环绕练习

要领 尽量大幅度活动肩关节，但不可过力，避免造成进一步损伤。

功用 松解关节软组织粘连，恢复关节活动功能。

爬墙练习

动作

▼ 患者侧面站立靠近墙壁，在墙壁上画一高度标志，以手指接触墙壁逐步向上移动，做肩外展上举动作，尽量使手臂贴近墙壁，最大活动度时，停留1~2分钟，每日2~3次，每次5~10分钟，逐日增加上臂外展上举角度（图3-1-44）。

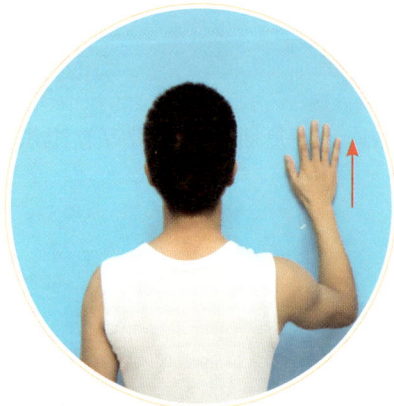
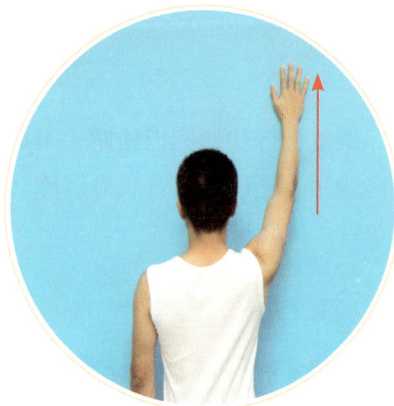

a   b

图 3-1-44　爬墙锻炼

要领　在疼痛承受范围之内，尽量外展上举肩关节。

功用　松解关节软组织粘连，恢复关节活动功能。

后背牵拉练习

动作

▼　患者直立，双手后伸，健侧手握患侧手向健侧牵拉（两手不能相握时，可加用毛巾进行牵拉），逐渐加大幅度，以疼痛耐受为度，每日 2~3 次，每次 5~10 分钟，逐日增加患侧后伸幅度（图 3-1-45）。

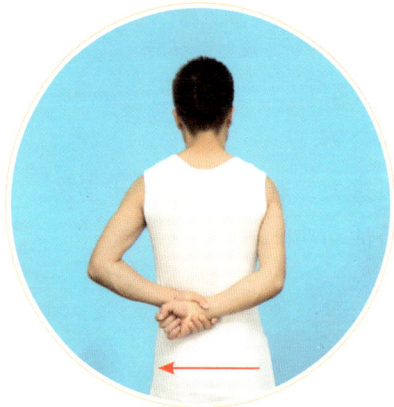
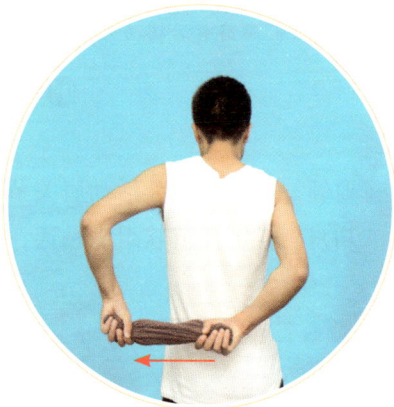

a   b

图 3-1-45　后背牵拉

要领　在疼痛承受范围之内，尽量后伸肩关节。

功用　松解肩关节前部软组织粘连，恢复关节活动功能。

自我调护

（1）纠正不良生活习惯，禁食生冷；减少拎提重物，避免患肩过度劳累；注意肩部保暖，避免寒凉刺激加重病情。

（2）坚持局部热敷，可选用大盐加热后装于布袋内，放置于患者肩部，以耐受为度，持续时间 30 分钟，以促进炎症吸收，加速局部血液循环，缓解组织粘连。

（王海腾）

肱骨外上髁炎

概述

肱骨外上髁炎在中医学中属于"肘部筋伤""肘部劳损"等范畴，外感、内伤、跌仆损伤及劳损均可引发本病。而西医学认为本病是因前臂伸肌起点处的慢性撕拉伤而引起的一系列症状，但其受累结构仅包括骨膜、腱膜、关节滑膜等，而骨质并无实质性损害。本病好发于前臂劳动度较大的中老年人。本病的发生和职业密切相关，多见于木工、钳工和网球运动员，因早年发现网球运动员易发生此种损伤，故俗称"网球肘"。临床表现以肘关节外侧的局限性疼痛为主。

病因病机

中医学角度认为本病是由于体虚感寒，加之慢性劳损，劳伤日久，伤及经筋，气血运行不畅，故"不通则痛"。而西医学认为诱发本病的原因，主要是在前臂过度旋前或旋后位，被动牵拉伸肌（握拳、屈腕）和主动收缩伸肌（伸腕）将对肱骨外上髁处的伸肌总腱起点产生较大张力，如长期反复这种动作即可引起该处的慢性损伤。

自我按摩法

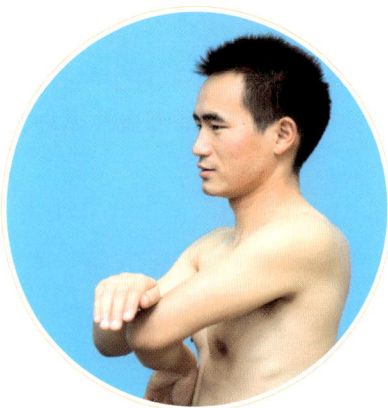

按揉肱骨外上髁

▲ 用健侧手的大鱼际按于患侧肱骨外上髁部，做顺时针方向的按揉100次，手法由轻到重，要带动皮下组织进行按揉，以局部有轻度温热感为宜（图3-1-46）。

图 3-1-46 按揉肱骨外上髁

按揉前臂

▶ 用健侧手大鱼际置于前臂桡侧，自肱骨外上髁沿着前臂桡侧上下往返按揉10次，手法用力适中，以局部有酸胀感为宜（图3-1-47）。

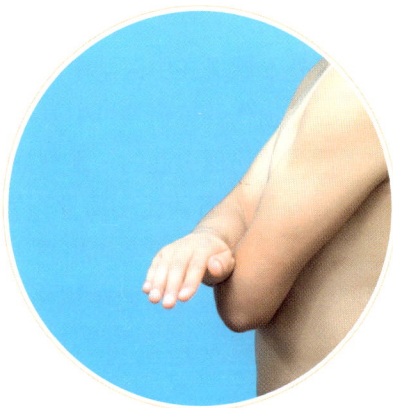

图 3-1-47 按揉前臂

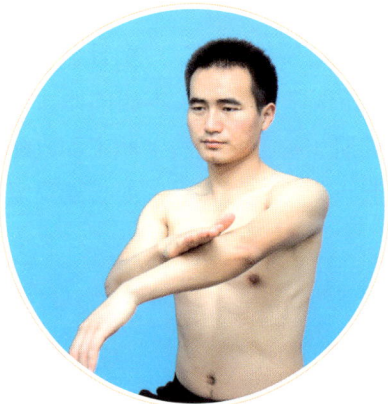

擦肘部

▲ 患肘屈曲60°，用健侧手掌面摩擦患侧肘关节外侧部，手法用力轻，节奏稍快，摩擦拉动距离稍长，以局部有温热感、并向深部透热为宜（图3-1-48）。

图 3-1-48 擦肘部

托肘旋臂

▶ 屈患肘，以健侧手掌托住患侧肘部后方，用健侧拇指罗纹面按住肱骨外上髁的痛点，患肢前臂做向前、向后旋转各20次（图3-1-49）。

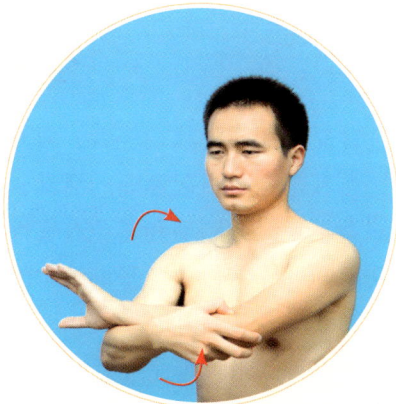

图 3-1-49 托肘旋臂

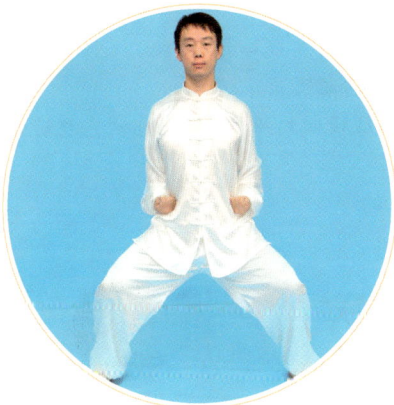

a

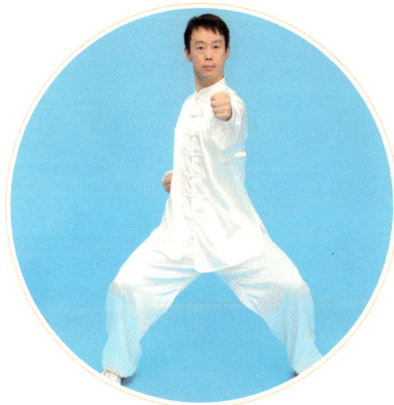

b

图 3-1-50 八段锦之攒拳怒目增力气

导引法

八段锦之攒拳怒目增力气

动作（图3-1-50）

①双足平开，双膝下蹲，呈"骑刀步"。

②双手握拳，拳眼朝下。

③左拳向前方击出，顺势头部稍向左侧转，两眼通过左拳凝视远方，右拳同时后拉，与左拳出击形成一种"对立"。

④随后，收回左拳，击出右拳，动作同上，方向相反，反复10次。

要领 本导引法以内功为主，内外结合的方法。因此练习时除注意外形动作以外，还要配合意守、呼吸及以意领气和动作的得气感。

功用 通过导引练习，可使气血达到肘部，运活肘部气血，以缓解病情。

康复训练法

针对早期或症状较轻者，要注意休息，相对制动，避免负重和有害性动作，尤其是容易引起疼痛的活动，如前臂旋转动作等；对于症状较重或疼痛剧烈者，除以上制动和避免有害性动作外，在控制疼痛后，还要进行一些恢复功能的训练，包括牵张训练（放松局部软组织和松解粘连）以及局部肌肉力量的训练等。

注意：牵张训练完成后，再进行肌肉力量的训练。

牵张训练：前臂伸肌伸展训练

动作（图 3-1-51）

①面墙而立，患肢向前，五指自然下垂。

②手背部触及墙面并施加一定的压力，而后将手和前臂向上缓慢滑动。

③随着向上方向的滑动，前臂伸肌牵拉的感觉越来越明显。

④达到最强烈时，保持此位置约 30 秒，之后缓慢回到原位，此为 1 次完整动作，6~8 次 / 组，3 组 / 天。

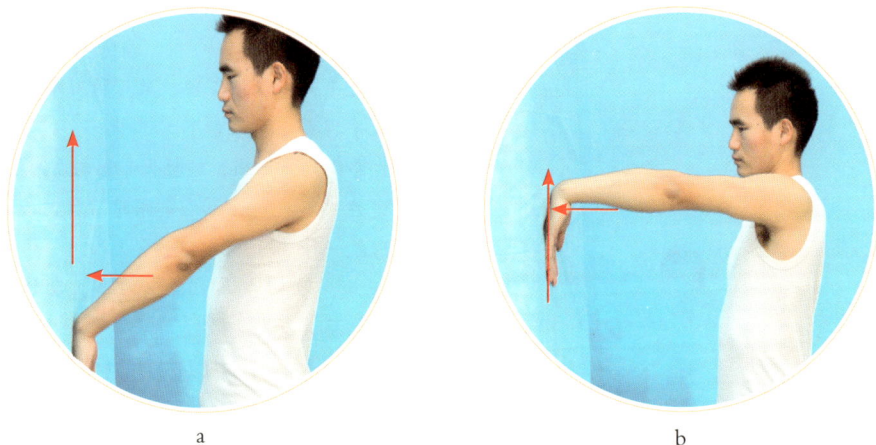

a   b

图 3-1-51 牵张训练

要领 尽量保持前臂的伸直；完成动作要缓慢；前臂加压的力量要持续不要暴力。

功用 肱骨外上髁是前臂伸肌总腱的起点，这个动作可以使伸肌肌腱得到松弛，为下一步肌肉训练打下基础。

肌肉力量训练

动作（图 3-1-52）

①坐位或站立位，患肢向上抬起，保持水平并伸直前臂，手腕自然下垂。

②而后手腕缓慢进行掌屈、背伸运动，在可耐受疼痛的情况下，保持掌屈（或背伸）5~8 秒，之后缓慢放松，此为 1 次完整动作，6~8 次 / 组，3 组 / 天。

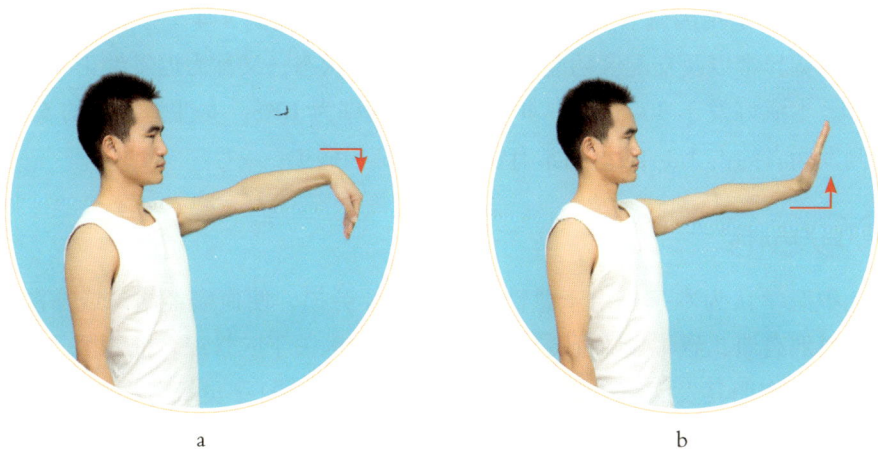

a   b

图 3-1-52　肌肉力量训练

要领　进行训练时，要轻柔缓慢，不要引起疼痛的加重；同时每次训练结束后，在肱骨外上髁及肌肉位置用冰袋冰敷 2~3 分钟。

功用　肌肉力量训练的目的在于防止前臂主要肌肉（桡侧腕长、短伸肌、肱桡肌等）因疼痛或制动导致的肌肉萎缩及肌肉功能的缺失。

自我调护

（1）发病后应注意劳逸结合，尽量避免或减少使用肘部、腕部力量的工作。

（2）可以选用一些物理疗法辅助治疗，例如热水袋、热毛巾进行热敷，对缓解病情和预防复发会起到一定作用。

（宋华隆　张玮）

腕管综合证

概述

腕管综合征在中医学中认为属于"痹证""麻木"等范畴，而寒湿淫筋，风邪侵袭，或不慎跌仆，均可导致腕部气血瘀阻而引发本病。而西医认为腕管综合征是指因腕管内的正中神经受压，引起桡侧 3~4 个手指麻木、疼痛、感觉异常以及支配区功能障碍的一种病理状态，又称为迟发性正中神经麻痹。本病好发于 30~50 岁，40 岁以上发病率为 10%，女性为男性的 5 倍。双侧发病者约占 1/3~1/2。通常有慢性职业劳损病史。

病因病机

中医学认为本病是由于急性损伤或慢性劳损，使血瘀经络；或寒湿淫筋，风邪袭肌，致气血流通受阻而引起。而西医关于腕管综合征病因的流行病学调查表明其发病与工作因素有关，如用搬运、打字员等劳动的工作者，由此造成腕管内压力缓慢升高，引起临床症状。其他因素包括糖尿病、妊娠、风湿性关节炎、甲状腺功能减退、肥胖等。对于本病的治疗，许多文献证实，通过自我推拿、功能锻炼及改变生活方式等均可以显著地改善腕管综合征的临床症状。

自我按摩法

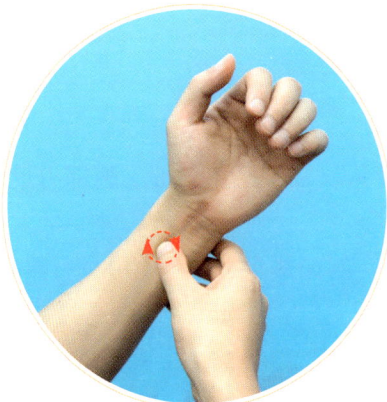

按揉内关穴

◀ 用健侧手拇指的罗纹面置于患侧内关穴上，按照顺时针方向按揉 100 次，力度以自身耐受为标准，以局部酸胀感为宜，并有向手掌和手指放射的麻木感（图 3-1-53）。

图 3-1-53 按揉内关穴

🏵 按揉大陵穴

▶ 用健侧手拇指的罗纹面置于患侧大陵穴上，以顺时针方向按揉100次，力度以自身耐受为标准，以局部酸胀感为宜，并有向手掌和手指放射的麻木感（图3-1-54）。

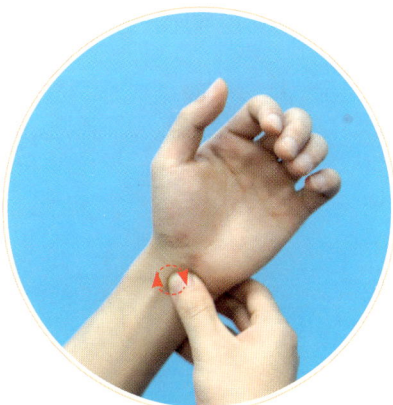

图3-1-54 按揉大陵穴

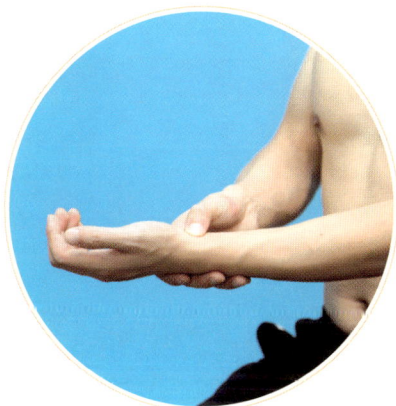

图3-1-55 按揉腕关节

🏵 按揉腕关节

◀ 用健侧手拇指的罗纹面沿着腕横纹的方向，按照横向进行往返按揉100次，力度适中，以局部酸胀感为宜（图3-1-55）。

🏵 摩擦腕关节

▶ 用健侧手拇指的罗纹面按于患侧大陵穴上，其余四指置于腕关节背侧，拇指自大陵穴向内关穴方向做摩擦动作100次，力度适中，以局部发热为宜（图3-1-56）。

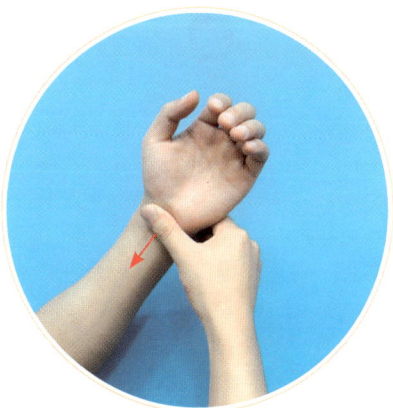

图3-1-56 摩擦腕关节

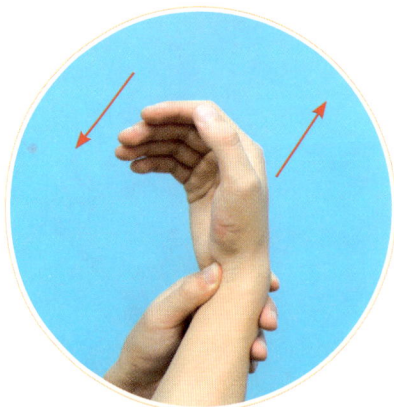

图 3-1-57　腕关节屈伸

腕关节屈伸

◀ 用健侧手拇指指端按于患侧大陵穴上，做腕关节的屈伸活动 30 次，其中拇指指端按压要实，腕关节屈伸活动应达到最大限度，局部有轻度酸痛感（图 3-1-57）。

导引法

练功十八法之双手攀足

动作

▼ 患者站立位，手指交叉，掌心向上，置于腹前；两手经过脸颊，然后将手掌向上翻至头顶，上半身挺腰，并做前屈动作，手臂和腕部保持之前的动作不变；然后手臂向下，手掌按脚背，还原成预备式（图 3-1-58）

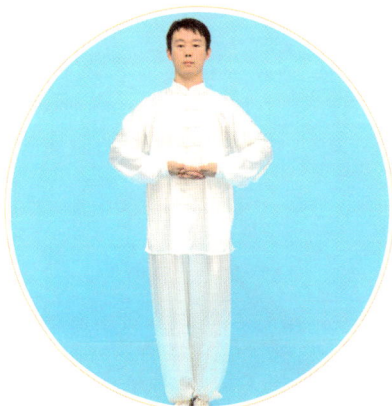

a

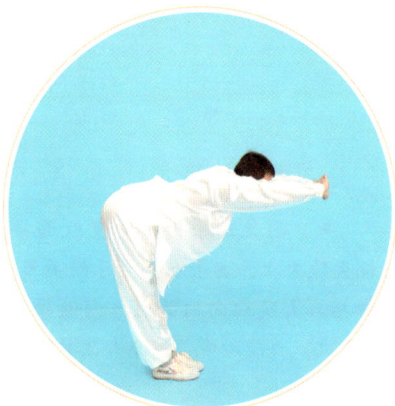

b

图 3-1-58　练功十八法之双手攀足

要领 注意练习动作时两腿要伸直，两掌要尽量触及足背，动作要连续，平缓。

功用 长时间锻炼可活动上肢、腕部关节以及腿部肌肉，促进血液循环，同时防止复发。

康复训练法

康复训练法原则以腕关节和手指的活动为主，主要有以下 3 个动作。

◎ 牵拉手指

动作

▶ 患者取坐位，用健侧手牵拉患侧手指，间断牵拉约 5 分钟（图 3-1-59）。

要领 牵拉动作要轻揉，避免暴力。

功用 缓解因疼痛、麻木引起的手指功能活动障碍。

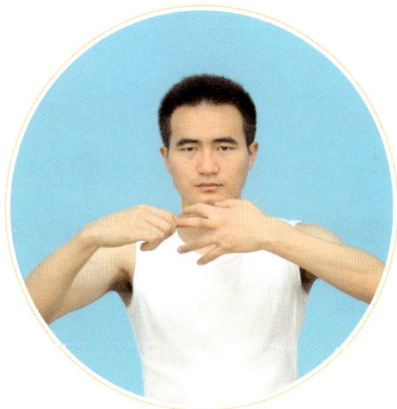

图 3-1-59 牵拉手指

◎ 相握摇腕

动作

◀ 患者取坐位，双手五指交叉相握，摇动腕关节，每次做 20 次，再向反方向旋转运动，每次做 20 次（图 3-1-60）。

要领 患侧腕部的旋转运动要轻柔，速度要缓和均匀。

功用 缓解因疼痛、麻木引起的腕关节功能活动障碍。

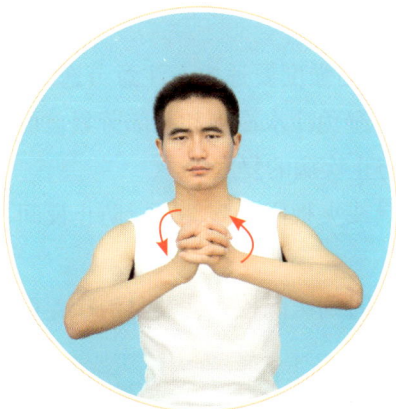

图 3-1-60 相握摇腕

握拳放松

动作

▼ 患者取坐位，患侧手可进行握拳、放松练习，重复10~20次（图3-1-61）。

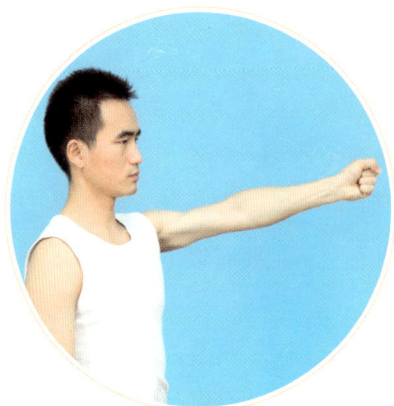 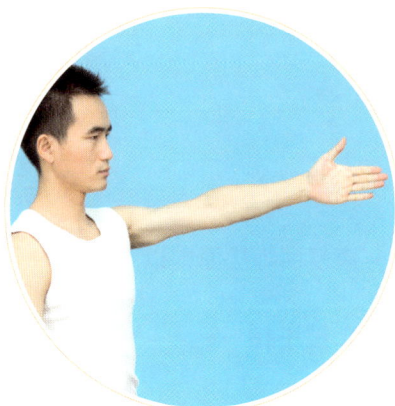

a. 握拳   b. 放松

图 3-1-61   握拳放松

要领　动作不宜过快，要保证充分握拳和放松。

功用　以恢复因正中神经受压而引起的指浅深屈肌、拇长短屈肌的功能障碍。

自我调护

（1）患者平时要注意腕关节及手指的活动强度要适中，注意劳逸结合，以防止正中神经持续性受压。此外平时注意避免冷水浸泡和腕部劳累，可以在劳动或工作后适当活动腕关节，有助于防止疾病的复发。

（2）夜间睡眠前可使用腕关节固定支具或夹板固定腕部，以防止夜间不良姿势加重正中神经的压迫。

（3）若患者出现手指麻木、疼痛，要及时到医院检查，及时治疗，可获得良好疗效。

（张玮）

桡骨茎突狭窄性腱鞘炎

概述

桡骨茎突狭窄性腱鞘炎是由于拇指或腕关节活动过于频繁，导致拇短伸肌和拇长展肌的肌腱在桡骨茎突部的腱鞘内长时间相互反复摩擦，使得位于此处的肌腱与腱鞘产生无菌性炎症反应，局部出现炎性渗出、软组织水肿和纤维化，腱鞘管壁因反复摩擦增厚，肌腱局部变粗，造成肌腱在腱鞘内的移动受到阻碍而引起的临床症状。其主要表现为桡骨茎突部隆起、疼痛，腕关节和拇指活动时疼痛明显，局部压痛。本病多中年以上发生，女性多于男性，多见于家庭妇女和手工操作者（如打字员、木工和抄写员等），哺乳期妇女因需长时间抱小孩，故更易患本病。

病因病机

本病的原因多由于腕部劳损及运动过量，使肌腱在腱鞘内滑动过于频繁，长期机械性刺激，而致肌腱和腱鞘水肿，继而腱鞘壁增厚，引起管腔狭窄，阻碍肌腱运动而发生本病。中医学认为，本病系因局部劳作过度，积劳伤筋，或外感风寒湿邪，而致气血运行不畅，血不养筋，致紧缩筋粗，而发本病。

自我按摩法

⊙ 特定穴按压

按压合谷、阳溪、曲池、阿是穴。局部肿痛明显者，可先在周围按揉。

▶ 用力按压，以酸胀为宜，时间不宜过长，一般不超过2分钟（图3-1-62）。

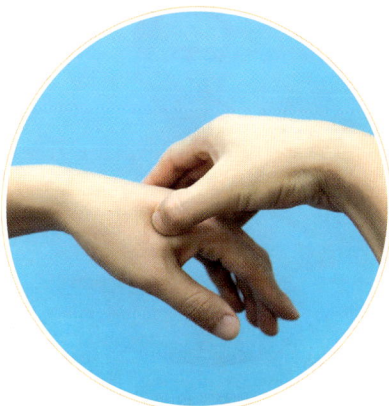

图3-1-62　按压合谷穴

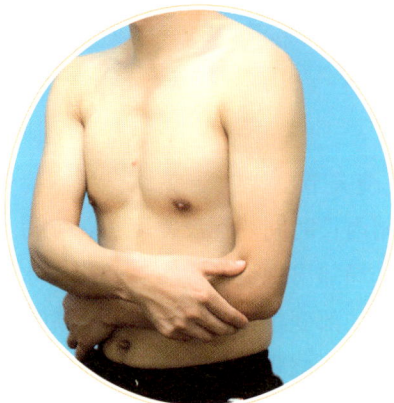

▲ 用力按压，以酸胀为宜，时间不宜过长，一般不超过2分钟（图3-1-63）。

图 3-1-63　按压曲池穴

▶ 用力按压，以酸胀为宜，时间不宜过长，一般不超过2分钟（图3-1-64）。

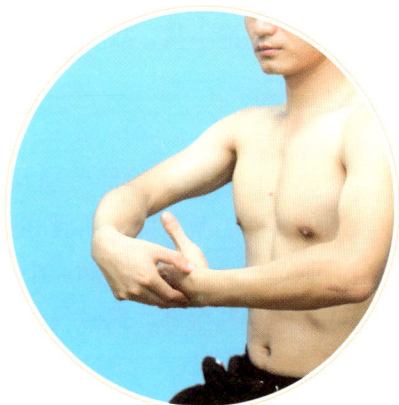

图 3-1-64　按压阳溪穴

推桡骨茎突

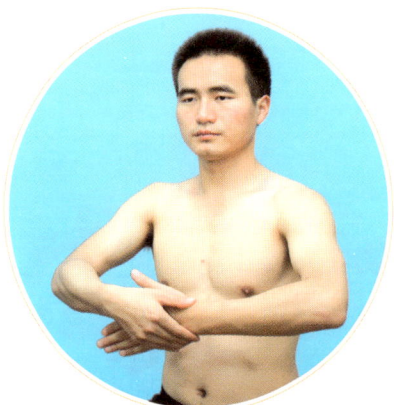

▲ 用健侧拇指的螺纹面按于患侧桡骨茎突处，其他四指自然附着在掌背及手掌尺侧，拇指由手掌至手肘方向做单向推摩，力度宜适中，以酸胀为度。推的同时可配合使用"双氯芬酸二乙胺乳胶剂"等软膏作为介质，既可以避免皮肤擦伤，又同时起到消炎止痛的目的（图3-1-65）。

图 3-1-65　推桡骨茎突

导引法

八段锦之两手托天理三焦

动作

▼ 先两手叉腰，然后同时从胸前提起，提到两眉前时翻手，掌心向上，托过头顶，伸直手臂。当两手提至两眉前时，双目注视两手，反手上托后注视两手背。每次可做9次上托（图3-1-66）。

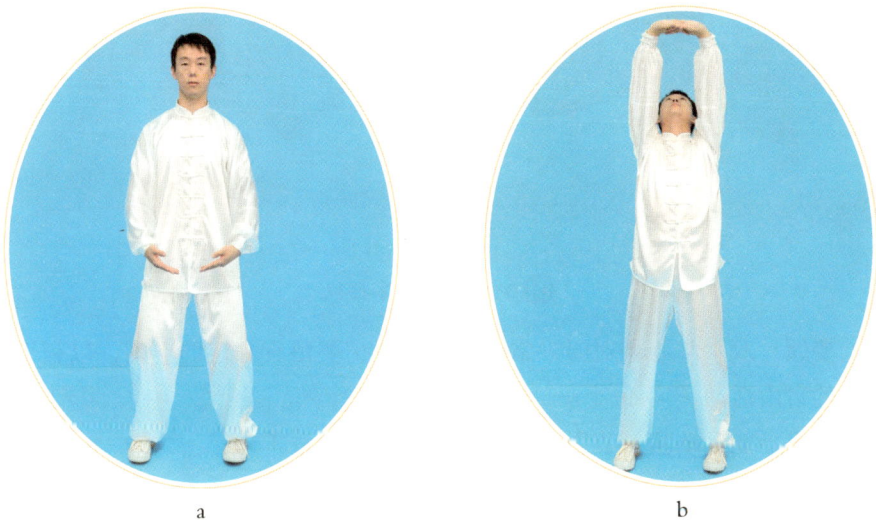

a   b

图 3-1-66 双手托天理三焦

要领 双手上举过程要慢，手臂要伸直，掌心上翻后尽量向上顶。

功用 能调理上、中、下三焦及舒展上肢关节。

康复训练法

康复训练以腕关节活动为主，可多做腕关节向尺侧及掌屈方向的活动，并做对掌摇腕、双手抓空及搓转圆球等动作。

对掌摇腕

动作

▼ 双手掌心相对，十指交叉，以双侧腕关节为支点，做回旋往复的圆周运动（图 3-1-67）。

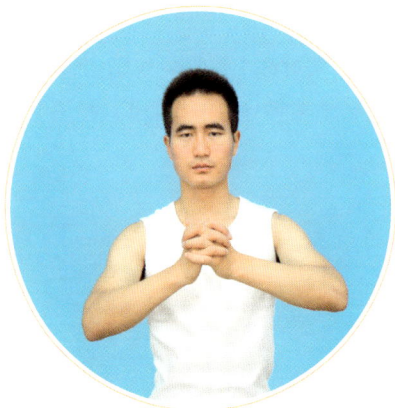 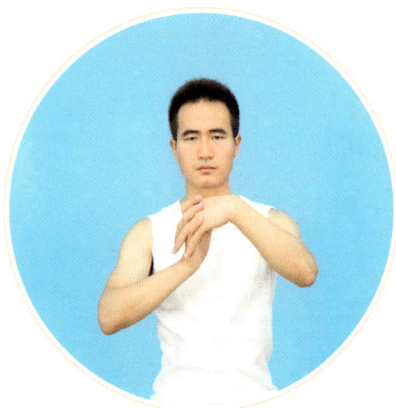

a. 对掌   b. 摇腕

图 3-1-67 　对掌摇腕

要领 　双手掌心相对时，掌心不要并拢，要留有一定的空间，以利于腕关节的自由活动。

功用 　能运动腕关节周围的关节，增强血液循环。

双手抓空

动作

▶ 双臂上举至与肩相同的高度，与肩等宽，双手掌直立，十指自然弯曲，双手十指做伸展与并拢交替的动作（图 3-1-68）。

要领 　双手掌直立，不要下垂。

功用 　锻炼腕关节的力量，继而保护桡骨茎突。

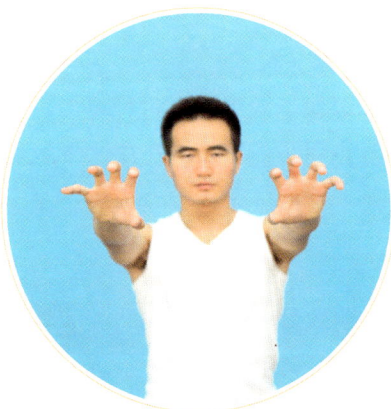

图 3-1-68 　双手抓空

搓转圆球

动作

▶ 将2个金属或石质圆球置于单侧掌中，利用拇指及其余四肢的配合运动，将2个圆球旋转起来，顺时针与逆时针交替进行（图3-1-69）。

要领 手掌掌面向上托举圆球，保持掌面水平。五指用力均衡，防止圆球掉落。

功用 锻炼五指的灵活性，继而拉伸桡骨茎突内的肌腱，防止其与腱鞘粘连。

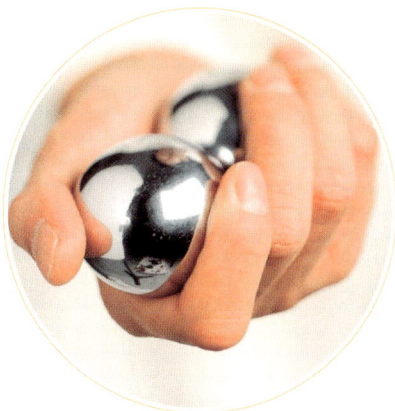

图 3-1-69 搓转圆球

自我调护

（1）该病与劳累损伤有关。骤然增加手及腕部的劳动强度会诱发该病。一次大量洗衣服、织毛衣是常见诱发因素。

（2）中老年人劳动量要适当，避免劳动量及强度的突然增加。发病时应尽量避免手部活动，如洗衣、拧毛巾等。

（3）应注意腕部保暖，避免冷水洗手，后期可加护腕。

（李建）

肋软骨炎

概述

肋软骨炎，又称胸肋关节软骨炎，是指发生于肋软骨部分的非特异性炎症，因胸肋关节软骨或者胸肋关节韧带受到摩擦损伤而出现的软骨骨膜纤维性增厚或软骨组织增生。一般表现为初期胸部钝痛，局部压痛，后期可触及肋软骨处肿大结节，当患侧上肢上举、外展或咳嗽、活动等牵扯胸大肌时疼痛加重。

病因病机

中医认为，该病的发生是内外因共同作用的结果，气血虚弱，营卫表里不和，阴阳失调，筋骨失荣，加之胸肋部闪挫，或风寒湿邪乘虚入侵，瘀滞筋骨，阻塞脉络，致气血运行不通，不通则痛，而形成胸肋骨痹。

西医认为，可能与肋软骨膜创伤和胸肋关节韧带局部劳损有关，可能与上呼吸道感染有关，可能与肋软骨营养障碍有关。其机制主要是由于肋软骨良性膨胀性增生，软骨膜纤维增厚，导致肋软骨应力的动态平衡失调，刺激肋间神经而产生疼痛。

自我按摩法

动作

▼ 先以拇指轻揉患处局部 3~5 分钟，点按、轻揉，以酸痛感为宜，然后五指分开，从胸骨处沿肋骨向背部推摩数次，发热为宜，最后用手掌大鱼际揉按 1 分钟，早晚各 1 次（图 3-1-70）。

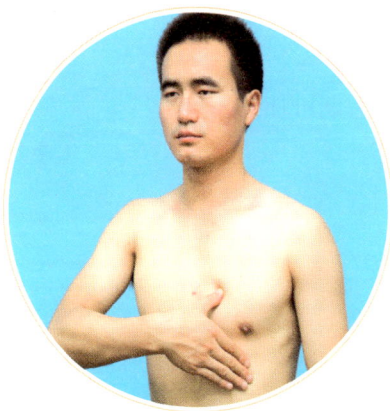
a. 点按

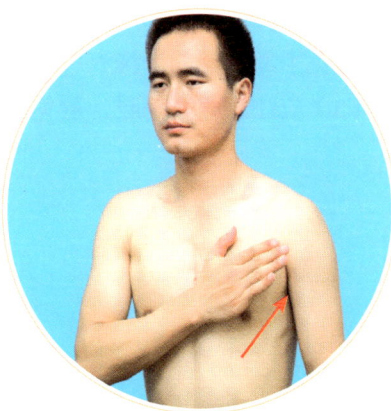
b. 推摩

图 3-1-70 按摩胸肋骨

▶ 拇指的罗纹面按揉膻中、中庭穴，以局部有明显酸胀感为宜（图3-1-71）。

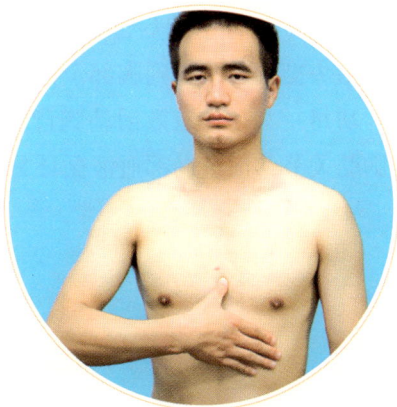

图 3-1-71　点按膻中、中庭穴

导引法

八段锦之左右开弓似射雕

动作

◀ 左脚向左横跨一大步，蹲成马步，双臂提至侧平举；屈肘，两手交叉置于胸前，左手在外，掌心向内；右手握拳，向右平拉，左手呈八字状，缓慢用力向左侧推出，与肩平，掌心向外；两手臂放松，平伸，下落，左脚收回，并步直立。右式与左式相同，左右手动作相反（图3-1-72）。

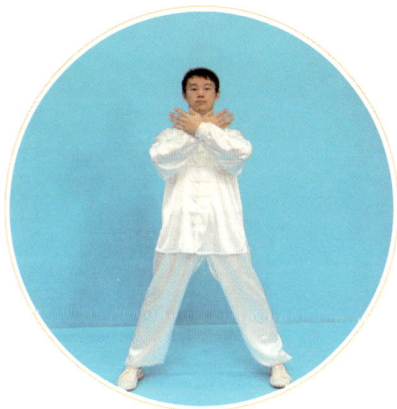

a

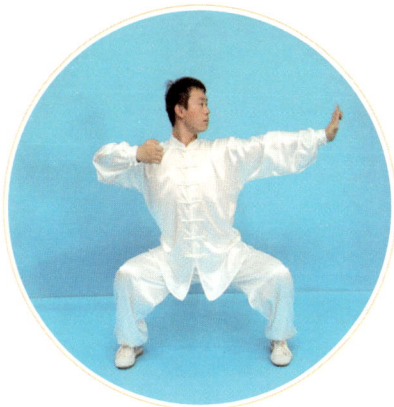

b

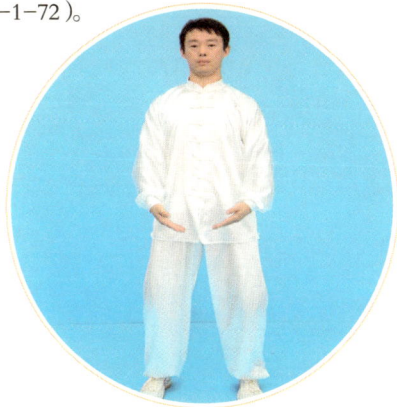

c

图 3-1-72　左右开弓似射雕

要领　上臂抬起后，始终保持与肩水平；拉弓时，双臂、双手均要用力，抬头挺胸，感觉到胸部牵拉感。

功用　本动作有效活动胸背部肌肉，牵拉胸大肌、胸小肌等肌肉，对稳定胸肋关节，促进局部血液循环具有良好作用。

康复训练法

康复训练法原则上以开胸顺气，恢复肌肉、韧带等软组织的功能，稳定胸肋关节为主，辅以胸背部肌群锻炼。

深呼吸练习

动作（图3-1-73）

①站立位，左脚开立，与肩同宽，双臂下垂，抬头挺胸，全身放松。

②缓缓吸气，两臂慢慢上举，掌心向上，吸气末，两臂上举至头顶，停留3秒后，徐徐呼气，两臂下落，掌心朝下，至呼气末停留3秒。

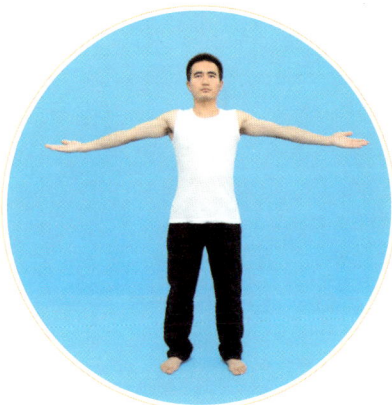

a

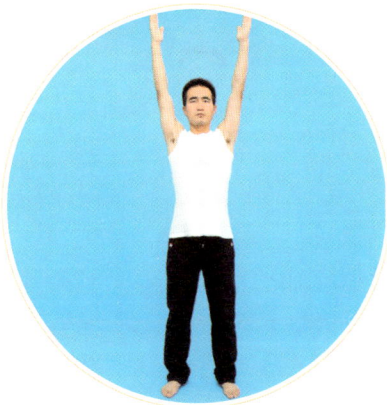

b

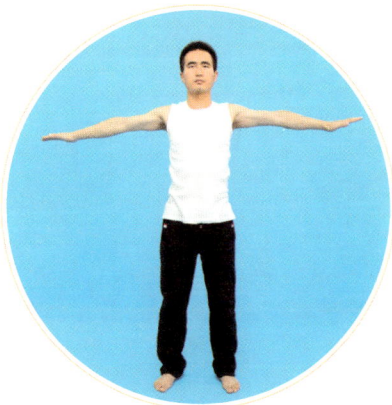

c

图 3-1-73　深呼吸练习

要领 尽量使胸廓大幅度活动，但不可过力，避免造成进一步损伤。

功用 开胸顺气，活动胸肋关节。

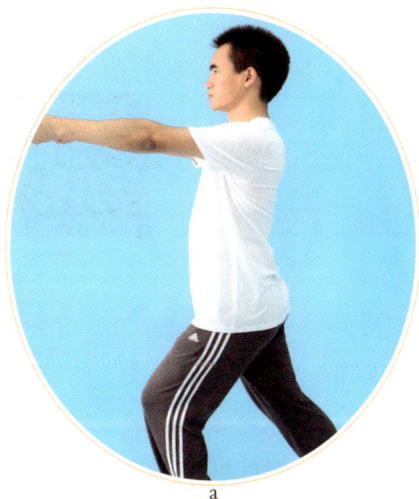

a

扩胸练习

动作

◀ 站立位，左腿前弓，右腿伸直，两臂向前伸直，与肩同宽，掌心相对，握拳；两臂屈肘，后伸，肩胛骨内收至最大限度，停留3秒，然后两臂前伸，掌心相对。5组动作后，两腿交替（图3-1-74）。

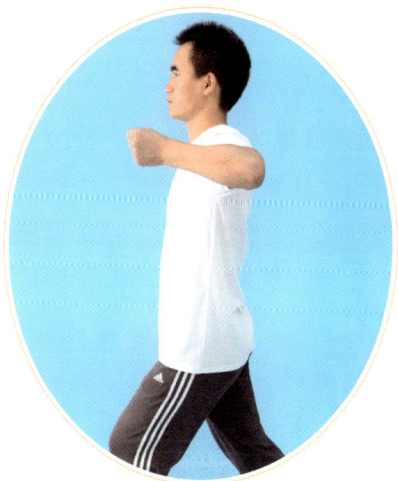

b

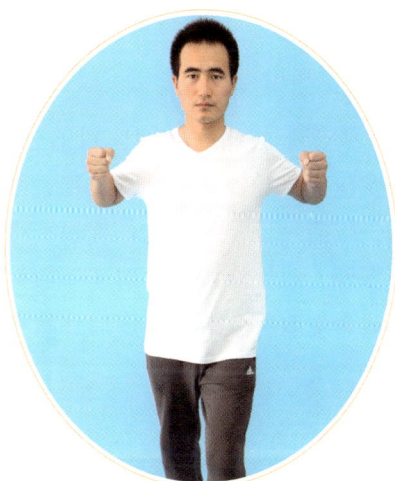

c

图 3-1-74 扩胸锻炼

要领 两臂始终保持与肩平，在疼痛承受范围之内，尽量内收肩胛骨。

功用 最大限度活动胸肋关节，促进关节局部血液循环，消除炎症。

自我调护

（1）注意日常保暖，防止受寒；衣着松软干燥，避免潮湿；搬抬重物姿势要正确，防止胸肋软骨、韧带的损伤；注意劳逸结合，切勿过于劳累。

（2）因本病可能与上呼吸道感染有关，故应经常开窗通气，多参加体育锻炼，增强机体抵抗力。

（王海腾）

下腰痛

概述

下腰痛是指下腰、腰骶、骶髂及臀和下肢的一组主观疼痛感觉。可分为合并严重脊柱疾患的下腰痛、坐骨神经痛和非特异性下腰痛等 3 类。约 60%~80% 的成年人有下腰痛的经历，下腰痛是 45 岁以下人群最常见的致残原因，其复发率高达 85%。下腰痛在中医学属于"腰痛病"的范畴。中医学认为，腰痛可表现在腰部的一侧或两侧。因腰为肾之府，故腰痛与肾的关系最为密切。

病因病机

关于下腰痛的病因，目前公认的主要病理基础为椎间盘退行性改变和异常应力，导致腰椎结构失稳，承载能力衰竭，从而引发下腰痛。中医学认为，腰痛一证，外感内伤皆可产生，其病理变化主要或为肾虚、或为外感风寒湿邪、或气滞血瘀。对于下腰痛的康复治疗，许多文献证实，功能锻炼可以显著地改善下腰痛的疼痛症状和功能障碍。

自我按摩法

揉腰眼

▶ 两手握拳，用拇指指掌关节，紧按腰眼，做旋转用力按揉，以酸胀为宜（图3-1-75）。

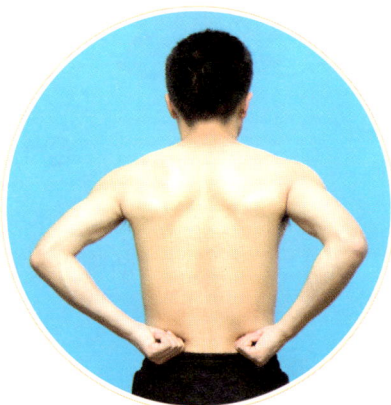

图 3-1-75　揉腰眼

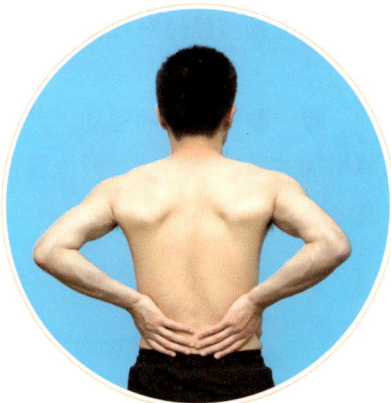

擦腰

◀ 两手掌根紧按腰部，用力上下擦动，动作要快速有劲，发热为止（图3-1-76）。

图 3-1-76　擦腰

导引法

八段锦之摇头摆尾去心火

动作（图3-1-77）

①右足向左横跨一大步，两足距离宽于肩，屈膝下蹲成马步，两手扶住膝关节上方，虎口向内，两侧肘关节外撑。

②重心稍上提，头和上体向左侧倾，随即上体由左向右向前做弧形摇转，过程中头与左膝、左脚尖呈一直线，目视左脚尖，同时臀部则相应右摆动，左腿及左臂适当伸展，以辅助躯干的摇摆动作。

③复原，上体右倾，随即向左做弧形摇转，动作与左侧相同，唯有方向相反。头和上体做侧向摇转的同时，吸气，复原时呼气。

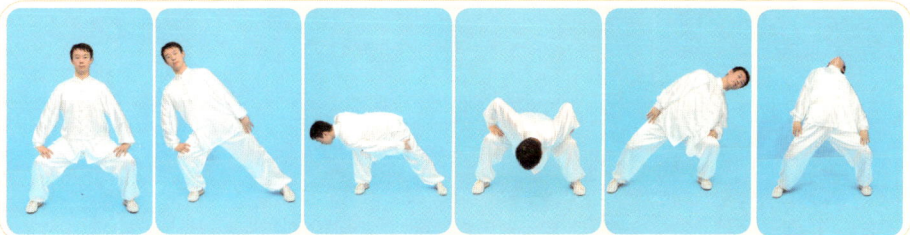

图 3-1-77　摇头摆尾

要领 速度应柔和缓慢，圆活连贯。摇转时头颈与骶尾对拉伸长，下颌不内收。过程中注意呼吸均匀顺畅。

功用 本动作是全身性动作，囊括了颈、腰、膝等关节的运动。其中摆臀、转腰及转胯的动作，运动腰椎及髋关节增加关节的灵活性，锻炼腰背部肌群，对增强肌力、肌肉的耐力及关节的稳定性有一定的作用。

⊙ 八段锦之双手攀足固肾腰

动作（图3-1-78）

①双手腹前相对，双手向前，双肘伸直上举至头顶，掌心向前。

②稍停片刻，两臂屈肘下按至平胸，双手顺腋下后插，沿手指攀握住两足尖，两膝关节伸直。

③上体慢慢抬起，同时两手沿脊柱两侧向下摩运至臀随上体前倾，双手沿双腿后部摩运至足跟，动作略停。

④双手沿地面前伸，两臂带动上体立起，成站立姿势。

⑤身体立起时吸气，身体前俯时呼气。

要领 两掌向下摩运时，适当用力。身体前俯时松腰沉肩，两膝挺直。起身时双臂主动上举带动上体立起。注意身体平衡稳固，调整重心，以防摔倒。动作应缓慢圆活，注意配合呼吸。

图 3-1-78　双手攀足

功用 本动作主要是锻炼腰部，腰部的大幅度屈伸，可以锻炼躯干前后伸屈脊柱肌群，增强肌力并且使关节更具灵活性；双手攀足，使腿部后侧肌群得到牵拉，提高肌肉及韧带的柔韧性。

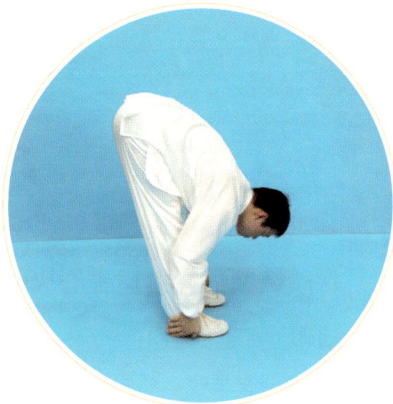

康复训练法

　　康复训练法原则以腰背部肌群锻炼为主，辅以腹部肌群和侧方支撑肌群锻炼。以中立位为主，避免腰部过伸、过屈。以等长收缩锻炼肌肉耐力为主，每个动作应坚持8秒。训练体式包括以下5种。

拱桥式（五点支撑）

动作

　　▶ 患者仰卧位，双下肢屈髋屈膝，双足、双手肘及头部为支点撑床，做挺腹动作，上抬腰部至中立位，坚持8秒，然后放松，缓慢放下。一起一落为一个动作，可反复进行（图3-1-79）。

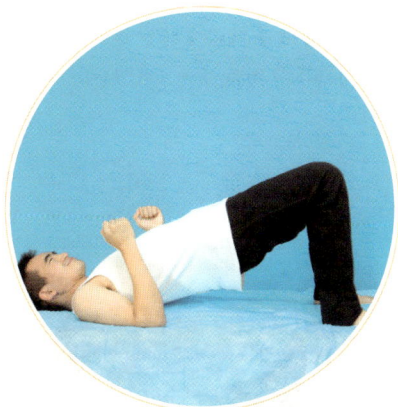

图 3-1-79　拱桥式

　　要领　尽量使腰部上抬至与髋部齐平，避免腰部过伸，使腰椎关节突关节压力过大。

　　功用　练习腰背部肌群，增强肌力及肌肉耐力，牵拉松解后纵韧带，提高韧带张力，增强腰椎关节稳定性。

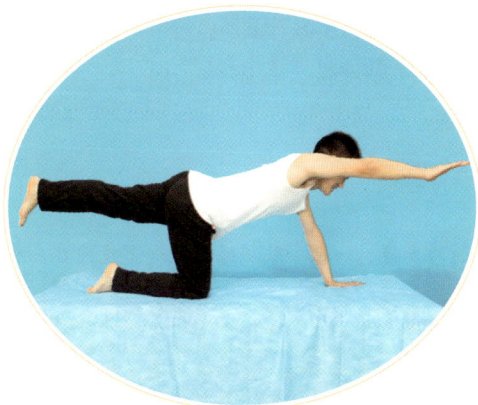

图 3-1-80　鸟狗式

鸟狗式

动作

　　◀ 患者以双手双膝支撑，然后先向后伸直单侧下肢，足部可先着床，待保持骨盆腰椎平稳后，腰背部伸直，下肢和腰背部在同一水平，脊柱无屈曲侧弯及旋转，保持中立位，对侧上肢向前或侧方抬起（图3-1-80）。

要领 后伸下肢要保持和腰背部在同一水平，避免腰部过伸，增加脊柱负荷。

功用 练习腰背部肌群。

猫驼式

动作

▼ 患者双手双膝支撑，进行腰部功能范围内的屈伸，运动过程中会发生偏倚，将运动偏倚到舒适范围做屈伸（图 3-1-81）。

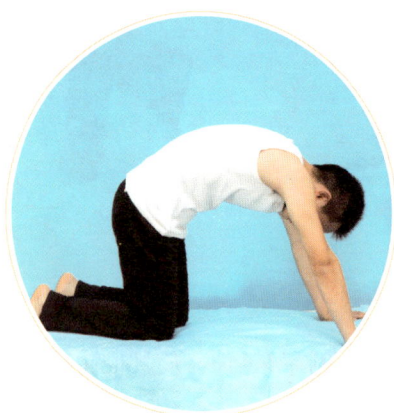 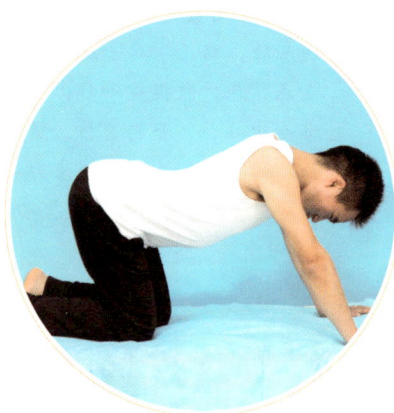

a. 驼式   b. 猫式

图 3-1-81 猫驼式

要领 整个过程缓慢平和，保持正常呼吸，5~6 次即可。

功用 此式以放松为主，可以减少脊柱黏滞性，松解神经根。

蜷缩

动作

▼ 患者仰卧位，双手背于腰后，以双肘为支撑，一侧下肢屈膝，另一下肢伸直，然后头肩抬离地面（图 3-1-82）。

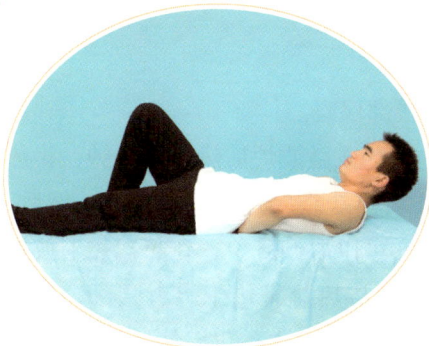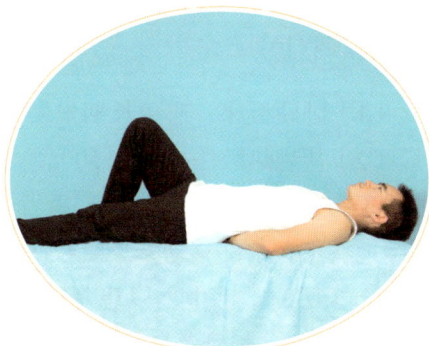

a   b

图 3-1-82 蜷缩

要领 手置于腰后的目的是为了稳定骨盆和维持脊柱中立。练习时手的压力不应有明显减轻的感觉。

功用 训练腹直肌。

侧桥

动作

▼ 患者侧卧位，身体呈平板支撑位，单侧前臂支撑起躯干，髋部抬高，直至肩、髋、膝在一条直线上。然后做滚动，双肘与双膝或双足尖支撑，再滚动到以另一侧前臂支撑，等长状态下，保持腹壁紧张同时做几次深呼吸（图 3-1-83）。

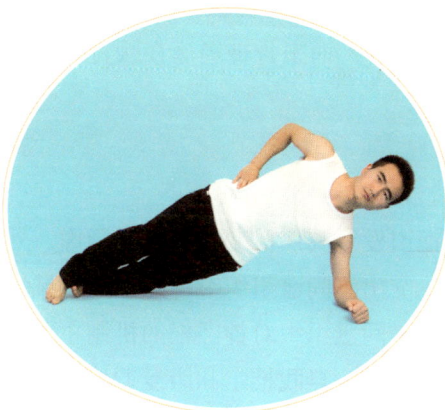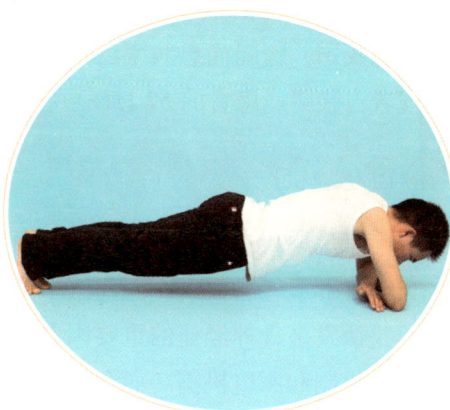

a   b

图 3-1-83 侧桥

要领 滚动过程中，身体始终维持平板支撑位。

功用 训练腰方肌、腹横肌、腹内外斜肌。

自我调护

（1）卧硬板床，避免长期坐姿，注意腰部保暖。

（2）盐袋热敷法：大盐 500g，于锅内炒热或微波炉加热 2~3 分钟，将热盐装于布袋内。患者俯卧位，患者或家属将热盐袋放置于患者腰部，然后，缓缓地在患者腰部移动，反复数次。患者亦可以取仰卧位，在热盐袋上放置折叠 2~3 层的干毛巾，以患者能耐受为度，将热盐袋垫于患者腰部，持续时间 30 分钟。若患者自觉温度过低，可适当展开毛巾，仍以能够耐受为度。主要作用为活血化瘀、通络止痛。

（房纬）

坐骨神经痛

概述

坐骨神经痛属于中医"痹证"范畴，古代称为"腰腿痛""腰尻痛""腰脚痛""腰股痛""踝厥"等。而西医认为坐骨神经痛是指各种病因所致坐骨神经分布区域放射性疼痛为主要特点的一组临床综合征。疼痛部位包括腰部、臀部、大腿后侧、小腿后外侧及足外侧。多数是由腰椎间盘突出所引起。在我国，腰腿痛患病率已达 11.5%~13.6%，而坐骨神经痛在腰背痛之后出现者占腰腿痛患者的 52.15%。

病因病机

中医学认为，本病可由外感和内伤而引发，其病机变化主要为肾虚、外感风寒湿邪或气滞血瘀。而西医学认为，突出椎间盘组织对神经根的机械性压迫是诱发坐骨神经痛的重要因素。突出椎间盘组织对神经根的机制主要包括牵张机制和压迫机制。而众多临床报道证实，自我推拿和康复锻炼可明显缓解本病的临床症状。

自我按摩法

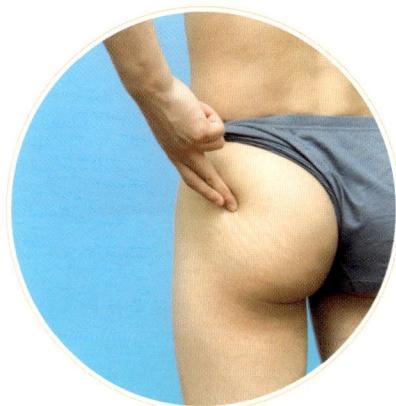

图 3-1-84　按揉环跳穴

按揉环跳穴

▲　可利用患侧的中指指端罗纹面按揉患侧环跳穴 100 次，手法用力要偏重，以局部有明显酸胀感为宜，以有向下放射的麻木感为佳（图 3-1-84）。

按揉风市穴

▶　可利用患侧的中指指端罗纹面按揉患侧风市穴 100 次，手法用力要适中，以局部有明显酸胀感为宜（图 3-1-85）。

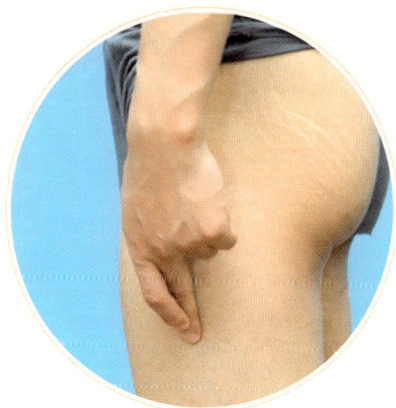

图 3-1-85　按揉风市穴

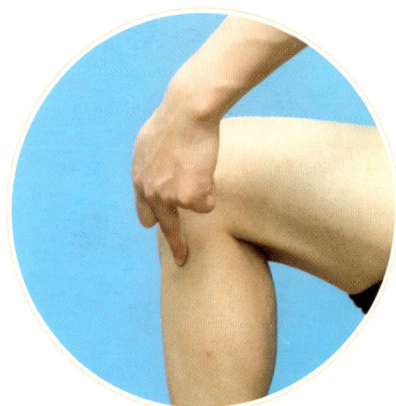

图 3-1-86　按揉阳陵泉穴

按揉阳陵泉穴

◀　患者坐位，可利用患侧的中指指端罗纹面按揉患侧阳陵泉穴 100 次，手法用力偏重，以局部明显酸胀感为宜（图 3-1-86）。

按揉太溪穴

▶ 患者坐位，可利用患侧的拇指指端罗纹面按揉患侧太溪穴100次，手法用力适中，以局部明显酸胀感为宜（图3-1-87）。

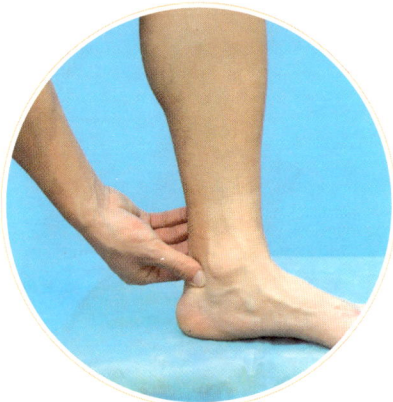

图 3-1-87　按揉太溪穴

摩擦腿部

◀ 用手掌沿着大腿外侧做上下往返摩擦100次，再沿着小腿外侧做上下往返摩擦100次，摩擦拉动距离宜长，手法用力适中，局部要有温热感（图3-1-88）。

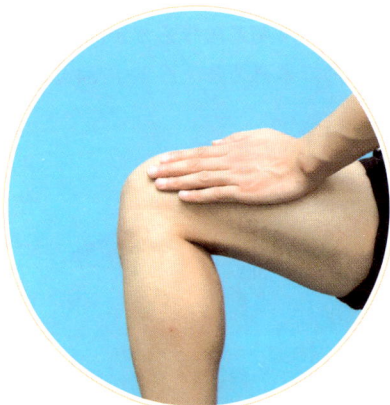

图 3-1-88　摩擦腿部

导引法

八段锦之双手攀足固肾腰

动作（图3-1-89）

①双手腹前相对，双手向前，双肘伸直上举至头顶，掌心向前。

②稍停片刻，两臂屈肘下按至平胸，双手顺腋下后插，沿手指攀握住两足尖，两膝关节伸直。

③上体慢慢抬起，同时两手沿脊柱两侧

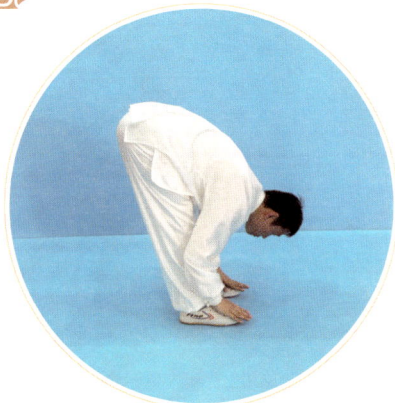

图 3-1-89　双手攀足

向下摩运至臀随之上体前倾，双手沿双腿后部摩运至足跟，动作略停。

④双手沿地面前伸，两臂带动上体立起，成站立姿势。

⑤身体立起时吸气，身体前俯时呼气。

要领 身体前俯时松腰沉肩，两膝挺直。起身时双臂主动上举带动上体立起。注意身体平衡稳固，调整重心，以防摔倒。动作应缓慢，注意配合呼吸。

功用 本动作主要是锻炼腰部，腰部的大幅度屈伸，可以锻炼躯干前后伸屈脊柱肌群，增强肌力并且使关节更具灵活性；双手攀足，使腿部后侧肌群得到牵拉，提高肌肉及韧带的柔韧性。

康复训练法

坐骨神经痛的患者通常都会由于疼痛而减少日常活动，其实这样做并不能对疾病的恢复有所帮助，恰恰相反，从疾病早期就坚持进行康复训练会有益于疾病的治疗和预防复发。早期的局部运动可以防止关节的粘连、挛缩以及肌肉的废用性萎缩；随着疾病的恢复和疼痛的缓解，要逐渐加强核心力量（即腹肌、腰背肌力量）的训练，这将有助于增加肌肉强度和耐力，以及纠正小关节的功能紊乱，恢复关节原有的活动范围。

一、早期康复训练

双桥训练

动作

▶ 仰卧位，双腿屈髋屈膝立于床上，双手放于体侧，双脚用力向下蹬，腰、腹部同时用力使臀部缓慢离开床面一定距离，保持此姿势10秒，之后缓慢放下，此为1次完整动作，10次/组，3组/天（图3-1-90）。

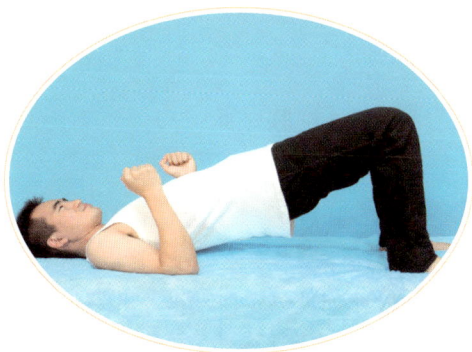

图 3-1-90 双桥训练

要领 动作必须缓慢，做到慢起慢落；尽量挺直身体，不要挺肚、塌腰。

功用 主要训练腰、腹肌，股二头肌的力量。

腰部左右摇摆

动作

▼ 仰卧位，双腿屈髋屈膝立于床上，双手叉腰，双膝同时向左侧倾斜至一定角度，回到起始位，然后再向右侧倾斜至一定角度，回到起始位，左右交替为1次完整动作，6次/组，3组/天（图3-1-91）。

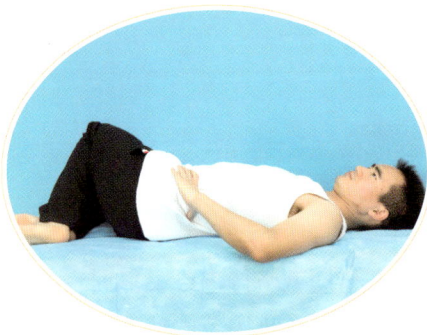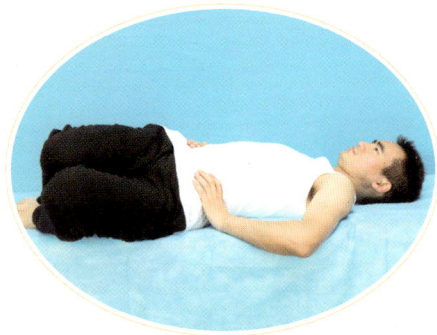

a   b

图 3-1-91   腰部左右摇摆

要领 双手叉腰可使腰部不随双膝的摆动而摆动；双膝的倾斜角度不宜过大，至双腿可控制的位置即可。

功用 防止腰部肌肉的废用性萎缩，增加腰椎的活动范围。

双手抱膝贴胸

动作

▶ 仰卧位，双腿屈髋屈膝立于床上，双手抱膝尽量使双侧大腿前侧贴于胸部，保持此位置3~5秒，之后缓慢回到原位，此为1次完整动作，3~5次/组，3组/天（图3-1-92）。

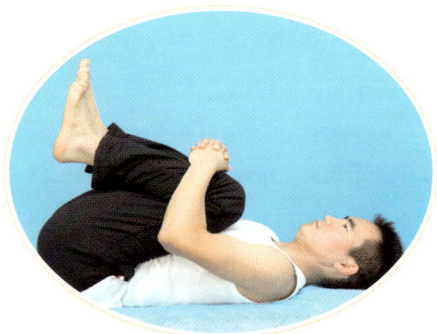

图 3-1-92   双手抱膝贴胸

要领 做此动作时，上身及头部始终平卧于床上，不要抬起，同时动作一定要缓慢。

功用 对于髋关节、膝关节以及腰椎起到一定的牵伸作用，防止其发生挛缩、粘连。

二、核心力量训练（即腹肌、腰背肌力量训练）

屈腿仰卧起

动作（图 3-1-93）

①仰卧位，双腿屈髋屈膝立于床上。

②双手做前平举动作，臀部不要离开床面，上身及头部缓慢抬起，使肩胛骨离开床面即可，保持此位置 2~3 秒。

③之后缓慢回到原位，此为 1 次完整动作，6~8 次 / 组，3 组 / 天。

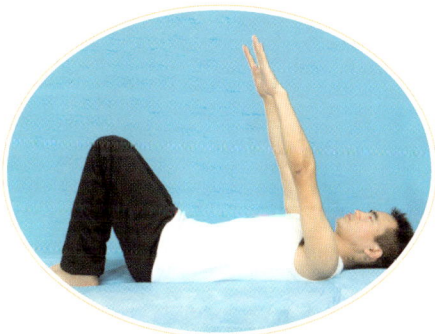
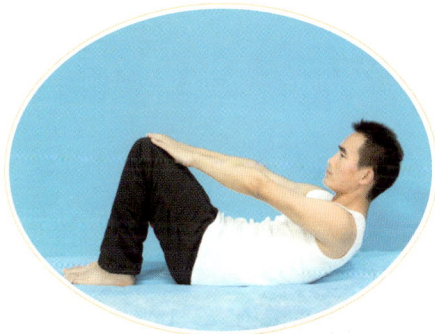

a   b

图 3-1-93 屈腿仰卧起

要领 上身及头部抬起不要过高，以免增加腰椎负荷，使肩胛骨离开床面即可。

功用 主要训练腹横肌、腹直肌、腹外斜肌的力量。

仰卧抬腿

动作（图 3-1-94）

①仰卧位，双手放于体侧。

②双腿并拢同时抬起并保持双腿伸直，抬起高度为双腿与床面形成的角度，为 20°～30° 即可，保持此位置 2~3 秒。

③之后缓慢回到原位，此为 1 次完整动作，6~8 次 / 组，3 组 / 天。

要领 抬起时双腿一定保持伸直，否则降低难度，达不到训练的目的。

功用 主要训练腹直肌、髂腰肌、臀大肌的力量。

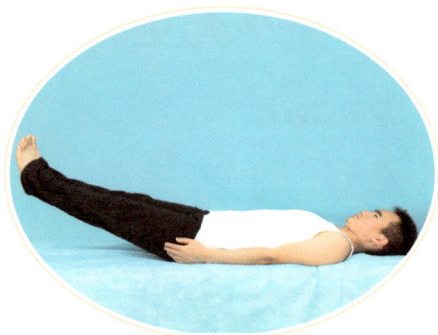

图 3-1-94 仰卧抬腿

仰卧蹬车

动作

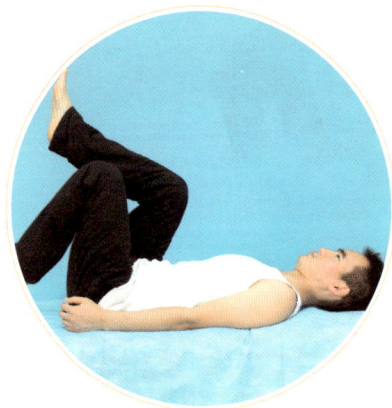

图 3-1-95 仰卧蹬车

◀ 仰卧位，双手放于体侧，双腿抬起，膝关节屈曲，在空中模仿蹬自行车动作，左右交替为 1 次完整动作，20~30 次 / 组，3 组 / 天（图 3-1-95）。

> **要领** 蹬车动作要缓慢而有力；做动作时腰部和臀部不可离开床面。
>
> **功用** 主要训练髂腰肌、腹直肌、腹外斜肌的力量；也可增加腰部的控制能力。

自我调护

（1）在日常生活和工作中，坐骨神经痛患者应尽量避免久坐，因为久坐可以直接压迫坐骨神经，加重疼痛；同时久坐也容易导致大便秘结，由于便秘会使患者排便时的腹腔压力过高，增高的压力可通过坐骨大孔刺激坐骨神经，同样使疼痛加重。

（2）参加体育运动之后，要注意对腰部的保护，内衣出汗浸湿后要及时换洗，预防湿邪内侵，疼痛加重；出汗后也不要立即洗澡，待落汗之后再洗，以防止受凉、受风。

（张玮　宋华隆）

髌骨软化症

概述

髌骨软化症是指髌骨软骨面的退行性改变，常常伴有股骨滑车部软骨面退行性改变，是临床常见的膝关节疾病，多发于青壮年。

病因病机

中医认为，该病由于平素体虚，外感风、寒、湿等外邪，以致膝关节局部气血失和，不能濡养筋脉，不通则痛。

西医认为，膝关节长期过度的屈伸活动，或者先天发育畸形，立线不正，使得髌股之间反复摩擦和撞击，导致两者之间的软骨面磨损，从而发为此病。

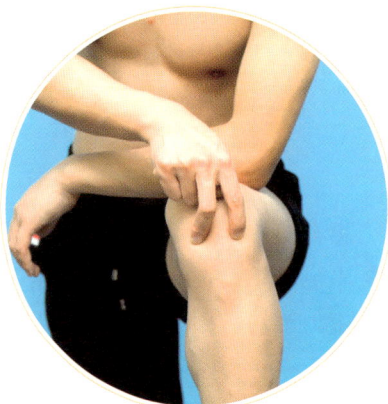

图 3-1-96　按揉膝眼穴

按揉膝眼穴

◀　一手食指、中指指腹置于膝眼处，进行按揉，以酸胀为宜（图3-1-96）。

按揉鹤顶穴

▶　按揉鹤顶穴，以微微发酸或者发热为度（图3-1-97）。

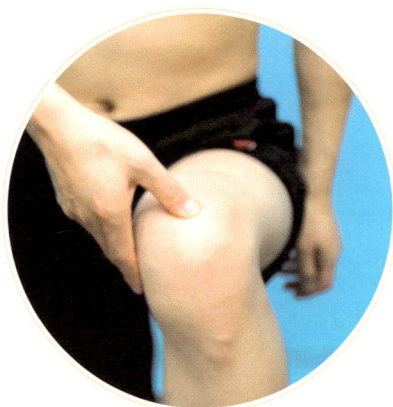

图 3-1-97　按揉鹤顶穴

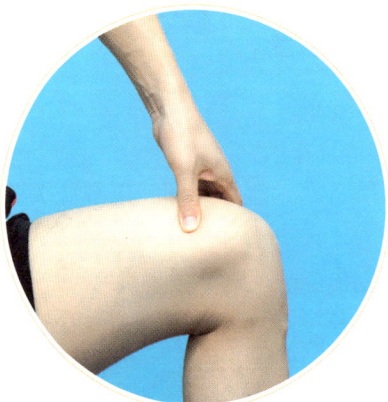

图 3-1-98　按揉血海穴

按揉血海穴

◀　按揉血海穴，以微微发酸或者发热为度（图3-1-98）。

按揉阳陵泉穴

▶ 按揉阳陵泉穴，以微微发酸或者发热为度（图3-1-99）。

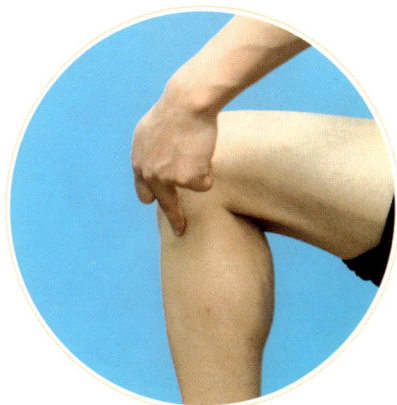

图 3-1-99　按揉阳陵泉穴

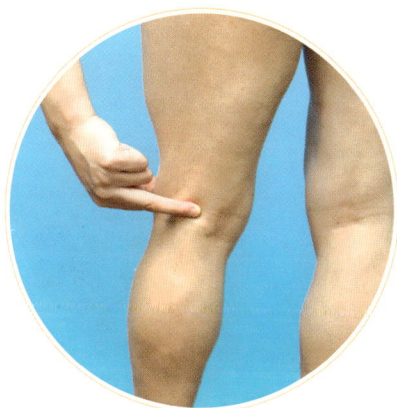

图 3-1-100　按揉委中穴

按揉委中穴

◀ 按揉委中穴，以微微发酸或者发热为度（图3-1-100）。

掌揉髌骨

▶ 单手置于髌骨正前方，进行揉动，使髌骨环转活动（图3-1-101）。

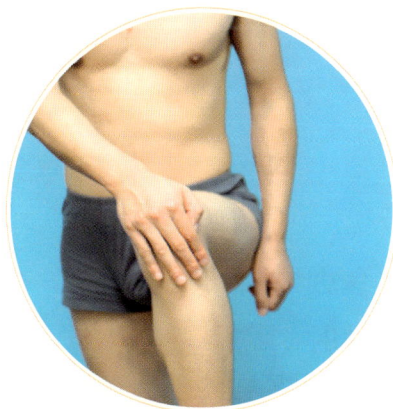

图 3-1-101　掌揉髌骨

按揉髌韧带

◀ 一手拇指按于髌韧带处做按揉，以微微酸胀为宜（图3-1-102）。

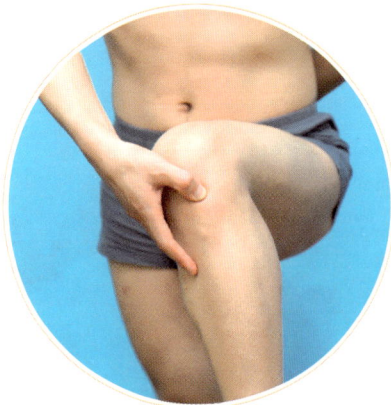

图 3-1-102　按揉髌韧带

擦膝关节两侧

▶ 双手置于膝关节两侧，有上向下直线擦动，以局部发热为宜（图3-1-103）。

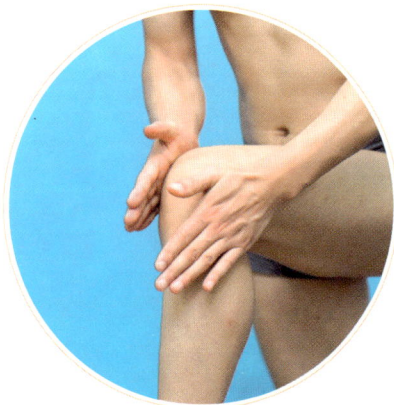

图 3-1-103　擦膝关节两侧

导引法

练功十八法之扶膝托掌

动作

▼ 两腿直立，比肩宽，双腿屈曲成马步，右手向前，掌心向下，左手护裆，继而上体直立，双膝屈曲成马步，左臂自体前上举托掌，目视手背，同时右手扶左膝，两侧交替进行，每日2~4个八拍（图3-1-104）。

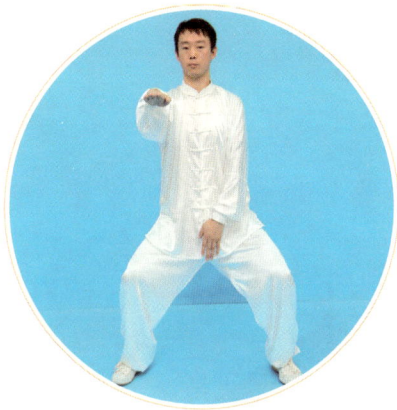
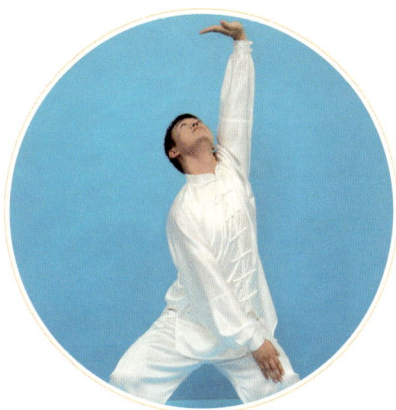

图 3-1-104　扶膝托掌

要领　两腿直立宽于肩，上身要挺直，托掌要伸直，扶膝手紧贴于膝关节处。

功用　缓解膝关节疼痛，使腿部肌群的力量得到了一定的锻炼。

练功十八法之胸前抱膝

动作

▼　直立，左脚向前一步，重心转移至左腿，右脚跟提起，抬头挺胸，两臂平举，掌心向下。然后提右膝，双手环抱右膝于胸前，左腿伸直，两侧交替进行，每日 2~4 个八拍（图 3-1-105）。

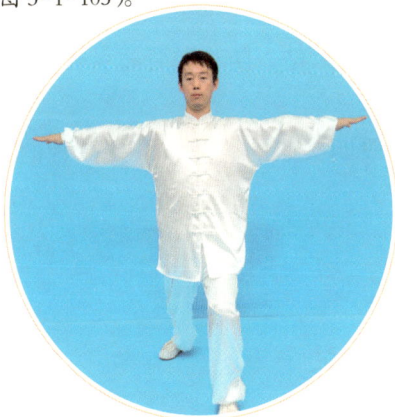
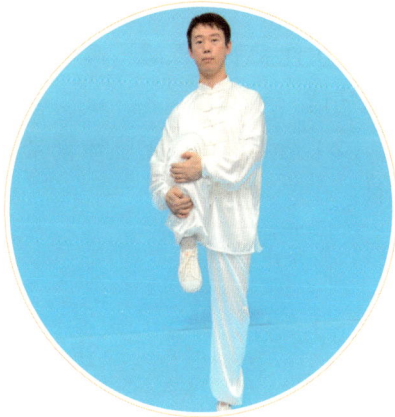

图 3-1-105　胸前抱膝

要领　上肢伸直，抬头挺胸，抱膝尽量靠近胸部，重心要稳。

功用　主要锻炼膝关节屈伸功能，有助于缓解膝关节酸楚疼痛，改善关节活动度。

康复训练法

◉ 股四头肌收缩

动作

▶ 仰卧位，主动进行大腿前侧肌群的收缩，8~10次，然后一侧下肢伸直并抬高至60°，停留5秒，缓慢放下，双下肢交替进行，15~20次（图3-1-106）。

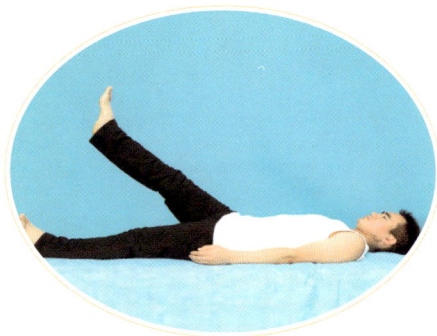

图 3-1-106　股四头肌收缩

要领　保持下肢伸直，另一侧下肢贴紧床面。

功用　练习大腿前侧肌群，增强肌力及肌肉耐力，牵拉髌骨及髌韧带，提高髌韧带张力，增强髌骨稳定性。

自我调护

（1）注意下肢保暖，避免寒凉刺激，避免久站，防止髌骨过劳性损伤，加重病情。

（2）适当锻炼，增强髌韧带的张力和股四头肌的肌力，维持髌骨的稳定性。

（王海腾）

退行性膝关节炎

概述

退行性膝关节炎在中医属于"痹证"范畴，是由于肾气亏虚、肝血不足加之劳损过度而致。而西医认为本病是一种由于膝关节慢性积累性磨损，而使关节软骨变性、骨质过度增生而导致的以膝关节疼痛、活动受限为主要临床表现的常见疾病。本病常见于体力劳动者、运动员和体质肥胖的人群。据统计，在 65 岁以上的老年人，68% 的女性和 58% 的男性均患有本病。

病因病机

中医认为，膝关节为诸筋至会，机关之室，由于年老体弱，肝肾亏虚，肝亏则筋弛，肾虚则骨疏，外加感受风寒湿邪，气血瘀阻，不通则痛而发本病。而西医学认为本病是由于膝关节因超负荷的持续刺激而引起关节软骨的慢性累积性损伤，使膝关节腔变窄，进一步挤压摩擦，刺激局部血管、神经，形成恶性循环。

自我按摩法

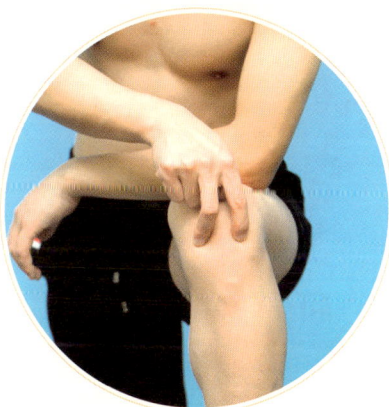

图 3-1-107　按揉膝眼穴

按揉膝眼穴

◀　用食指、中指的指端罗纹面同时按揉两侧的膝眼穴，共按揉 50 次。力度适中，以局部有酸胀感为宜（图 3-1-107）。

按揉阳陵泉穴

▶　用中指指端罗纹面按揉阳陵泉穴，共按揉 50 次，手法力度偏重，以局部有酸胀感为宜（图 3-1-108）。

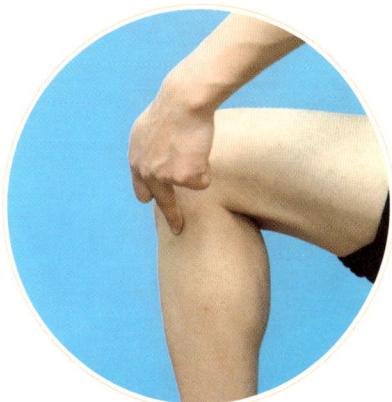

图 3-1-108　按揉阳陵泉穴

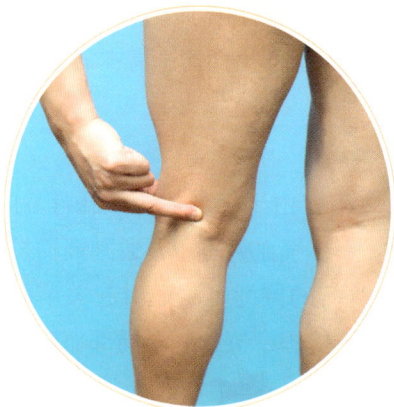

图 3-1-109 按揉委中穴

按揉委中穴

◀ 用中指指端的罗纹面按揉委中穴 50 次，手法力度偏重，以局部有明显酸胀感为宜（图 3-1-109）。

掌揉髌骨

▶ 将手掌置于髌骨上，沿着髌骨边缘按揉 100 次，手法力度适中，以局部有温热感为宜（图 3-1-110）。

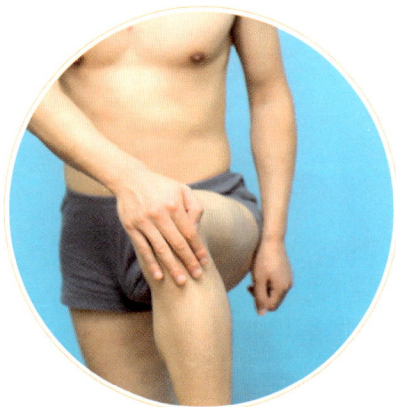

图 3-1-110 掌揉髌骨

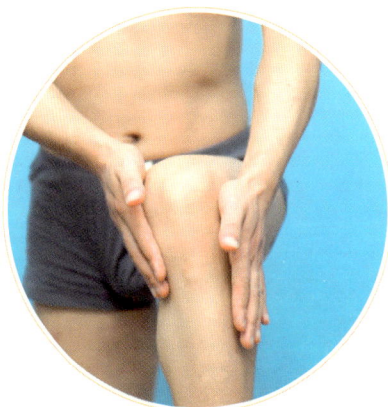

图 3-1-111 掌擦膝关节

掌擦膝关节

◀ 将双手掌置于膝关节内侧和外侧，同时进行上下往返摩擦，手法力度适中，以局部有明显温热感为宜（图 3-1-111）。

导引法

练功十八法之左右转膝

动作

▼ 两腿合拢，上半身向前屈曲，同时两个膝关节稍微弯曲，两手掌置于同侧膝关节上，做顺时针的环绕1次，随后双膝伸直（图3-1-112）。

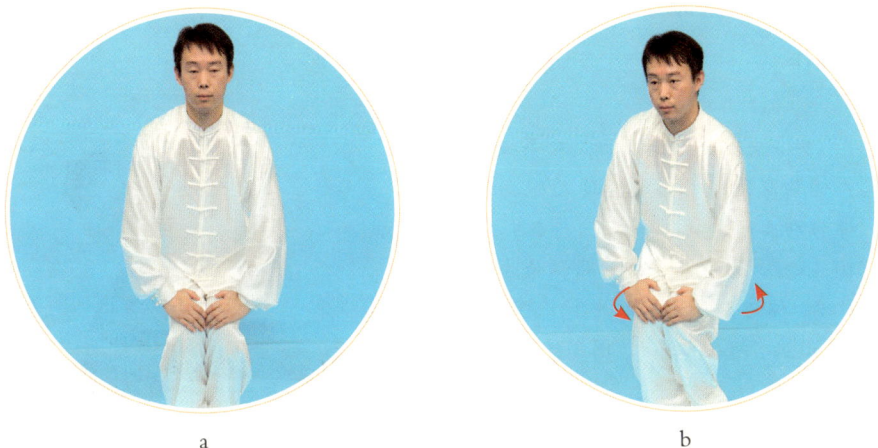

a   b

图3-1-112　左右转膝

要领　动作要缓慢，转膝的动作要根据自身承受力，不能暴力旋转，每组先做顺时针方向旋转10次，再做逆时针方向旋转10次，每天做3组。

功用　通过本练习可以起到增加膝关节活动度，防止粘连，提高膝关节平衡力，增强膝关节周围肌肉力量的作用。

康复训练法

膝关节炎的发生，初期症状一般较轻，不易引起人们的重视，但若不及时进行治疗，往往病情会逐渐加重，通常会出现膝关节发冷、僵硬、肿胀、酸痛等症状，康复训练对于膝关节炎的早期和后期治疗都有很好的效果。针对早期或者因疼痛长时间制动的患者，膝关节活动范围训练可以有效地避免膝关节粘连以及周围肌腱韧带的挛缩，并维持正常的关节活动度；随着膝关节活动范围的改善，要逐渐加强膝关节周围肌肉力量的训练，这样不但可以提高肌力，而且可以很好地增强膝关节的稳定性，从而得到更好的疗效。

一、膝关节活动范围训练

膝关节屈曲训练（动作以左腿为例）

动作

▶ 坐位，左腿屈曲，双手握住左侧脚踝处，用力缓慢使足跟向臀部移动至感到疼痛处，保持此位置10~15秒，之后双手松开脚踝使左腿放松，休息5~10秒，此为1次完整动作，30次／组，1组／天（图3-1-113）。

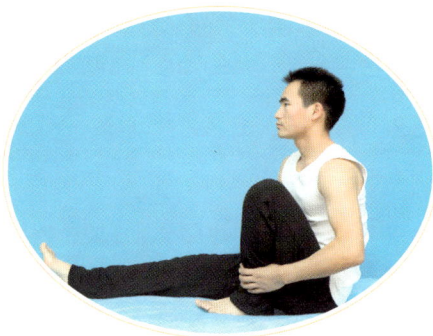

图 3-1-113　膝关节屈曲训练

要领　训练过程中，患侧腿始终不要完全伸直；同时训练要循序渐进，不要用力过猛使屈曲角度过大或因害怕疼痛使屈曲角度未达到训练目标；训练结束后，用冰袋在膝关节周围冰敷5~10分钟。

功用　此训练可维持膝关节屈曲的活动范围。

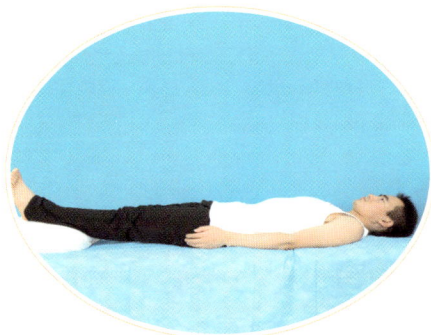

图 3-1-114　膝关节伸展训练

膝关节伸展训练（动作以左腿为例）

动作

◀ 坐位或仰卧位，将左侧脚及踝部垫高，使左侧小腿及膝盖下方完全空出，之后左腿肌肉完全放松，使其依靠重力自然下垂，必要时可在膝部上方增加重物，保持此位置20~30分钟，此为1次完整动作，1次／天（图3-1-114）。

要领 伸展训练要与屈曲训练的时间间隔远一些，避免二者相互影响；训练中，患侧腿自然下垂的过程中或增加重物时，要以膝部有明显牵拉感并且无明显疼痛为宜；同时训练中不要进行肌肉收缩，应完全放松，否则影响效果。

功用 此训练可维持膝关节伸展的活动范围。

二、膝关节周围肌肉力量训练

坐位直抬腿训练（动作以左腿为例）

动作

▶ 坐位，右腿屈曲立于床上，左腿膝关节尽量伸直并直腿抬起至足跟离床面15cm处，保持此位置10~15秒，之后缓慢将左腿放于床上，此为1次完整动作，30次/组，4组/天（图3-1-115）。

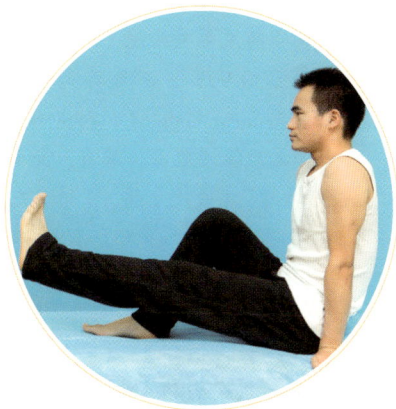

图3-1-115 坐位直抬腿训练

要领 训练过程中，腿部要持续用力，以保证膝关节始终处于伸直的状态。

功用 主要训练大腿前侧肌群以及股四头肌肌力。

俯卧位勾腿训练（动作以右腿为例）

动作

◀ 俯卧位，双腿平放于床上，右侧大腿贴于床面，右小腿用力向后勾起，使膝关节屈曲至最用力处，必要时可在踝关节处加沙袋以增加负荷，保持此位置5~10秒，之后缓慢放下小腿，此为1次完整动作，30次/组，4组/天（图3-1-116）。

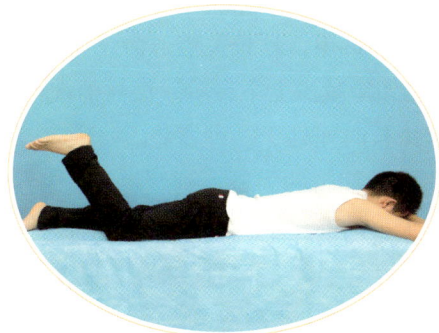

图3-1-116 俯卧位勾腿训练

要领 小腿向后勾起时，确保踝部、膝部、髋部在同一直线上，否则容易造成膝部半月板的损伤。

功用 主要训练大腿后侧肌群、腘绳肌以及股二头肌肌力。

◎ 双腿静蹲训练

动作

▶ 上身保持正直，靠墙站立，双脚与肩同宽，膝关节与脚尖正向前方，缓慢向下蹲至无痛角度（此角度只可到膝关节屈曲90°，不可再向下蹲以致膝屈曲到90°之内），保持此位置2~3分钟，之后缓慢起身，站直，此为1次完整动作，4~6次/组，3组/天（图3-1-117）。

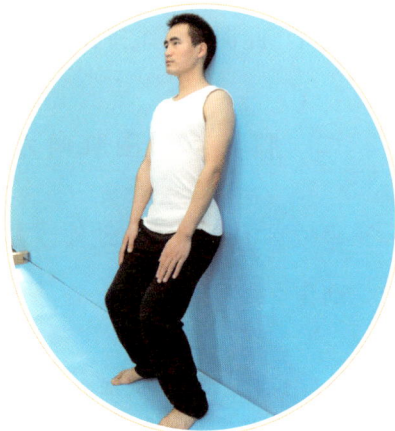

图3-1-117 双腿静蹲训练

要领 下蹲以及起身动作要缓慢，双腿持续用力。

功用 主要可提高膝关节控制能力及稳定性，同时训练大腿前侧肌群以及股四头肌肌力。

自我调护

（1）从日常生活中做起，注意膝关节的防寒、保暖，可定时进行关节的热敷。

（2）减轻体重，这样做可以减轻膝关节的负担，延长关节寿命。

（3）应尽量避免膝关节的过度劳累，比如应减少上下台阶、楼梯的次数；避免长时间下蹲或从事下蹲类的工作；避免长时间处于一种姿势。

（4）合理适量锻炼，可有助于增强肌肉及韧带的力量，延缓患膝关节疾病的进程，比如游泳，可以在对关节没有损害的前提下达到锻炼的目的。

（张玮 宋华隆）

踝关节扭伤

概述

踝关节扭伤，又称踝关节软组织损伤，是指因踝扭伤致关节周围韧带、关节囊不同程度损伤，甚至造成韧带的断裂、骨折及神经损伤，表现为踝部疼痛、肿胀、瘀血、关节活动障碍等症状。其可分为内翻扭伤（足心翻向内）和外翻（足心翻向外）扭伤，其中以踝内翻性扭伤多见。内翻扭伤时外踝前下方明显疼痛；外踝扭伤，内踝前下方明显疼痛。踝关节扭伤可发生于任何年龄，以青壮年多见。踝关节扭伤在中医学属于"筋伤"范畴，中医学认为踝为足三阴、三阳经筋所结之处，故本病与足部经筋关系密切。

病因病机

中医学认为，本病由于外伤扭挫、足跗用力不当，使经筋所结之处过度牵伸、扭转、错缝，甚至撕揳，损伤踝部筋脉，使局部气血运行不畅，经脉瘀滞而致。若日久不愈则瘀血内阻、气血不通、经络闭阻，致踝部筋脉失养而致陈旧性损伤。

西医认为，踝关节扭伤的病因多为行走或运动时不慎失足或摔倒，使足部过度内外翻，内翻扭伤时易致外侧副韧带损伤；外翻扭伤较少，一般不损及内侧副韧带，重者可致韧带撕裂损伤，多损伤下胫腓韧带，甚至撕裂。当踝关节直接受外力扭伤时，可引起脱位、骨折。由于踝关节外侧的三个韧带较内侧副韧带薄弱，且内踝短于外踝；足内翻的肌肉力量强于足外翻肌肉力量；同时距骨体前宽后窄的特点，足跖屈时（踮脚时动作），距骨后方窄的部分进入踝穴前方宽的部分，踝关节失稳而易发生扭伤。因此，踝关节扭伤多发生在跖屈内翻位。

自我按摩法

自我按摩需在急性期（24 小时）后进行，且操作时应轻柔缓和，以免加重症状。

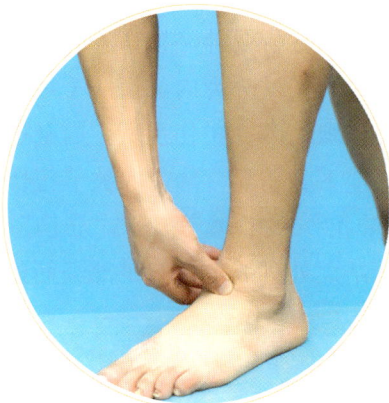

图 3-1-118　按揉解溪穴

按揉解溪穴

◀　用拇指螺纹面置于患侧解溪穴上，旋转按揉约 1 分钟，以局部酸胀感为宜（图 3-1-118）。

按揉昆仑穴

▶　用中指螺纹面置于患侧昆仑穴上，旋转按揉约 1 分钟，以局部酸胀感为宜（图 3-1-119）。

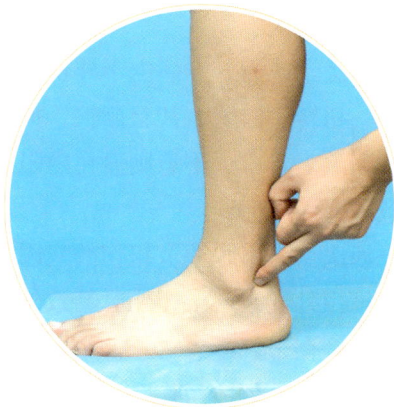

图 3-1-119　按揉昆仑穴

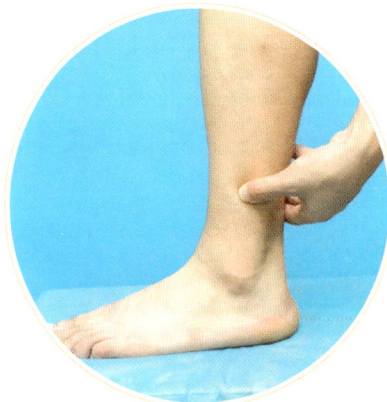

图 3-1-120　按揉悬钟穴

按揉悬钟穴

◀　用拇指螺纹面置于患侧悬钟穴上，旋转按揉约 1 分钟，以局部酸胀感为宜（图 3-1-120）。

按揉阳陵泉穴

▶ 用中指螺纹面置于患侧阳陵泉穴上，旋转按揉约1分钟，以局部酸胀感为宜（图3-1-121）。

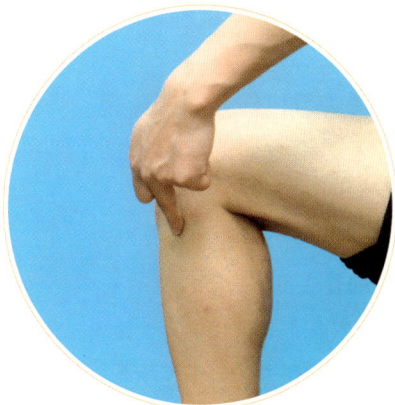

图 3-1-121　按揉阳陵泉

按揉伤处局部

◀ 用拇指或手掌置于踝关节伤处周围，以伤处局部为中心，向周围方向轻揉，约1~2分钟，手法应轻柔，力量由轻到重（图3-1-122）。

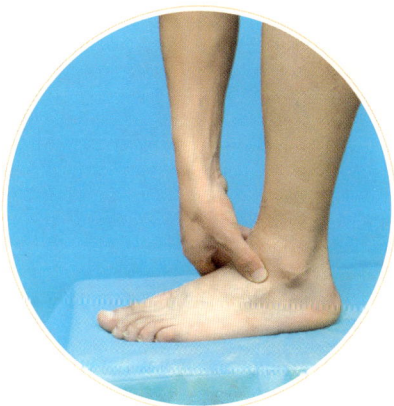

图 3-1-122　按揉伤处局部

摇踝

▶ 用一手握住足掌部，另一手握小腿下部，旋转摇动踝关节1~2分钟，手法应轻柔，逐步增大摇动范围（图3-1-123）。

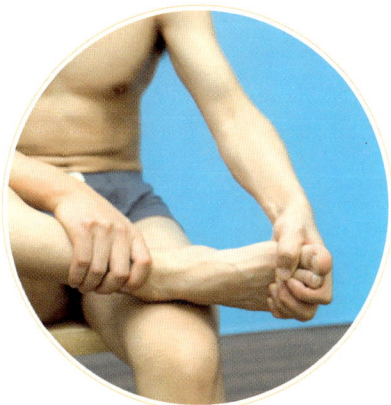

图 3-1-123　摇踝

107

导引法

踝关节扭伤伴韧带撕裂、骨折者，切忌勉强练功。扭伤早期应以练习静功为宜，不适动功练习。

站裆势功法

动作（图 3-1-124）

①患者直立，两手置于腰间，使掌心向下，左脚向左横跨一步，与肩同宽，使两脚尖略成内八字形。

②以五趾用力抓地，两膝关节伸直，两腿用力向内夹。

③头向上顶，略含胸收腹，两臂尽量后伸，使肘关节挺直，腕关节背屈（手背朝上，五指向上抬起），四指并拢，拇指外展，两手内旋，虎口相对，颈项正直，双眼平视前方，呼吸自然。

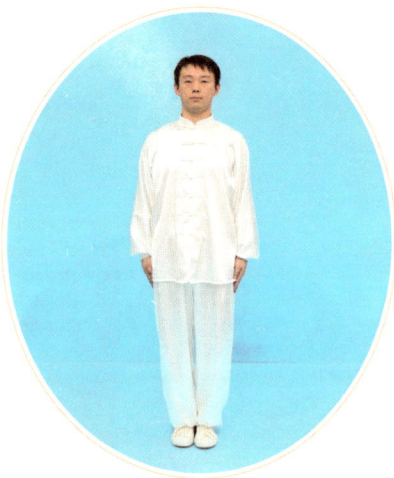

a

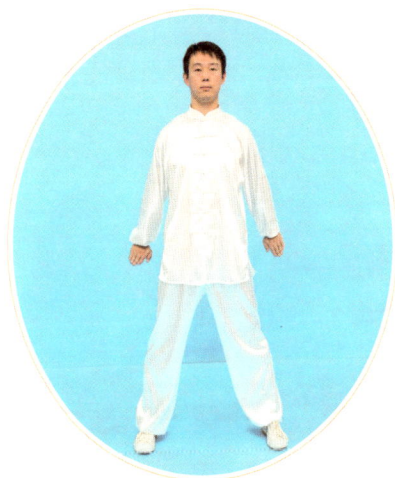

b

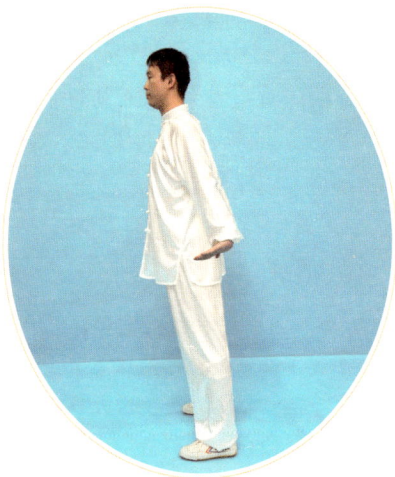

c

图 3-1-124　站裆势功法

要领 保持臂直、腰直、腿直和头平、肩平、掌平、脚平，过程中注意两目平视，自然呼吸，舌抵上腭，挺胸收腹。

功用 疏通十二经气血，调和阴阳，扶助正气，行气活血，以强壮踝关节。

练功十八法之雄关漫步

动作（图 3-1-125）

①患者直立，双眼平视前方，双手叉腰，拇指在后，其余四指在前。左脚先向前一步，以足跟先着地，随之将右足跟提起，将重心移至左腿。

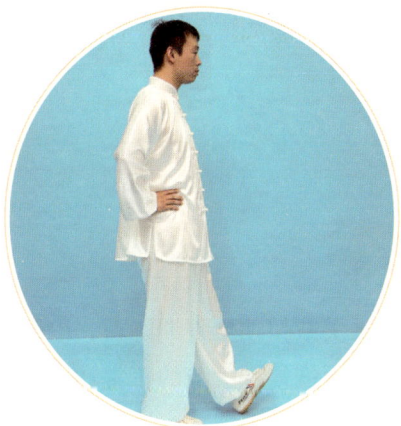

a

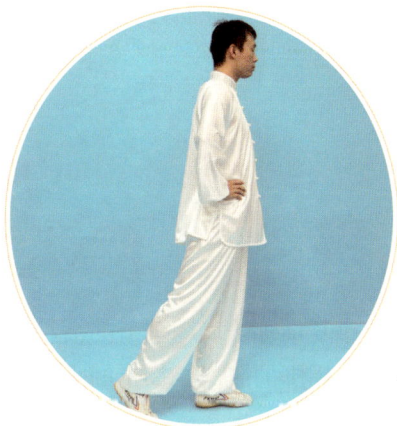

b

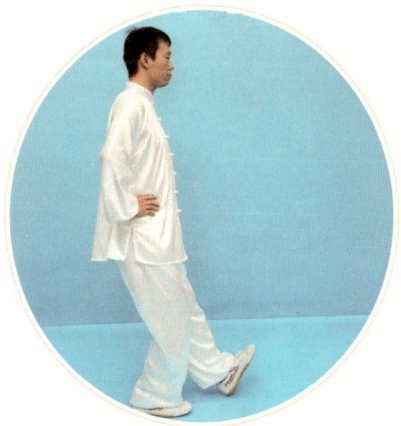

c

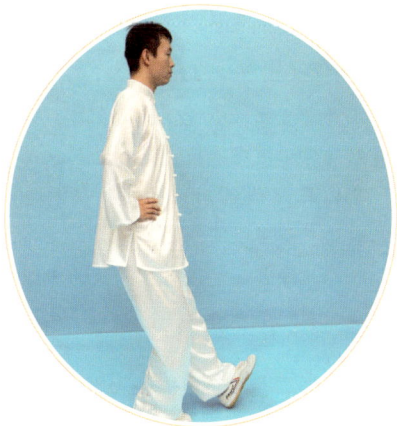

d

图 3-1-125 雄关漫步

②右脚跟落地并使右膝微屈，重心移至右腿，左足跟着地，左尖抬起。然后右脚先向前一步，重心移至右腿，左足跟提起，然后足跟落地，使左膝微屈，重心随之移至左腿，右足跟着地，再将重心前移右腿，左足跟提起，重心移至左腿并屈膝，右足跟着地，足尖抬起。

③右脚后退一步，以足跟着地，右膝微屈，重心移至右腿，左脚跟着地，还原成预备姿势。再以上述动作，右脚向前一步开始，共做4遍。

要领 上身保持正直，挺胸，双眼向前平视，身体的重心随实步而移动，以双腿及踝关节酸胀感为度。若患侧踝关节不能负重时，主要以健侧为重心练习。

功用 本动作可以锻炼踝关节肌肉、韧带，恢复踝关节的运动功能，起到滑利关节，增强肌力，增加膝踝关节的协调性与稳定性的作用。

康复训练法

康复训练法以踝关节的活动为主，多在踝关节扭伤恢复期练习，以锻炼踝关节周围的肌肉、韧带的力量及协调性，从而恢复踝关节的正常功能并预防扭伤再次发生。

◉ 足背屈

动作（图3-1-126）

①患者直立，以健侧脚为支撑，做患足的背屈动作（足跟着地，足尖抬起状）。

②以疼痛能够耐受为度，坚持20秒，然后放松，缓慢收回患足。

③以此操作反复进行3~5次为1组，每日做3组。

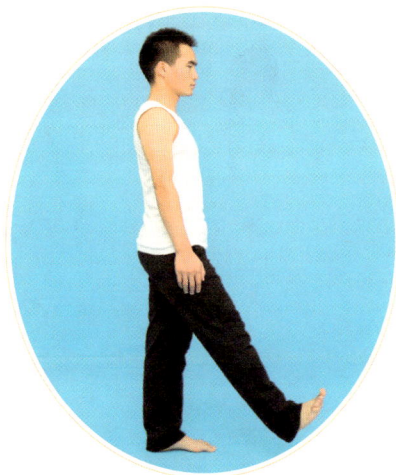

图 3-1-126 足背屈

要领 动作要缓慢到位，保持健侧支撑腿直立，患肢的膝关节要伸直，尽量下压足跟，并使足趾向上翘起。

功用 缓解因疼痛肿胀引起的踝关节背屈功能障碍。

足跖屈

动作（图 3-1-127）

①患者直立，以健侧脚为支撑，做患足的跖屈动作（踮脚状）。

②以疼痛能够耐受为度，坚持 60 秒，然后放松，缓慢收回患足。

③以此操作反复进行 3~5 次为 1 组，每日做 3 组。

要领 动作应缓慢到位，保持健侧支撑腿直立，患肢的膝关节要伸直，尽量下压足趾。

功用 缓解因疼痛肿胀引起的踝关节背屈功能障碍，增强踝关节稳定性。

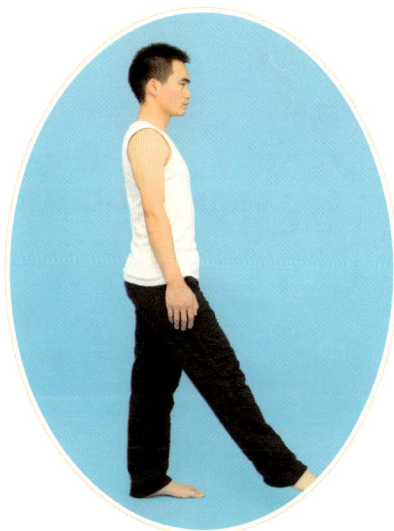

图 3-1-127　足跖屈

踝关节内外翻运动

动作（图 3-1-128）

①患者直立，以健侧脚为支撑，做患足的内翻（足心向内）和外翻（足心向外）。

②以疼痛能够耐受为度，坚持 20 秒，然后放松，缓慢收回患足。

③以此操作反复进行 3~5 次为 1 组，每日做 3 组。

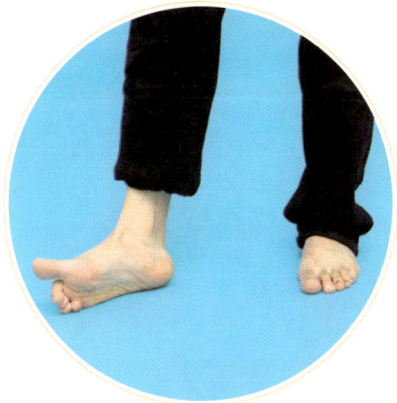

a. 内翻

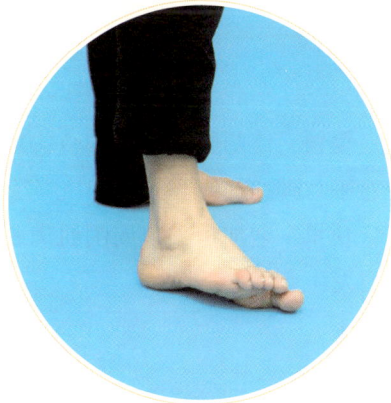

b. 外翻

图 3-1-128　踝关节内外翻运动

要领　以患足内侧缘和外侧缘分别为着力点，踝关节向内和向外用力压，但需在疼痛能够耐受的范围内进行。

功用　拉伸踝关节内外侧韧带，恢复踝关节内外翻功能，提高踝关节稳定性与协调性。

提踵练习

动作

▼　患者直立，双脚并拢，以脚尖着力做提踵，同时双手前交叉摆动。以双手前收后，再双手后展并踮脚为1次，以10次为1组，每日5~6组（图3-1-129）。

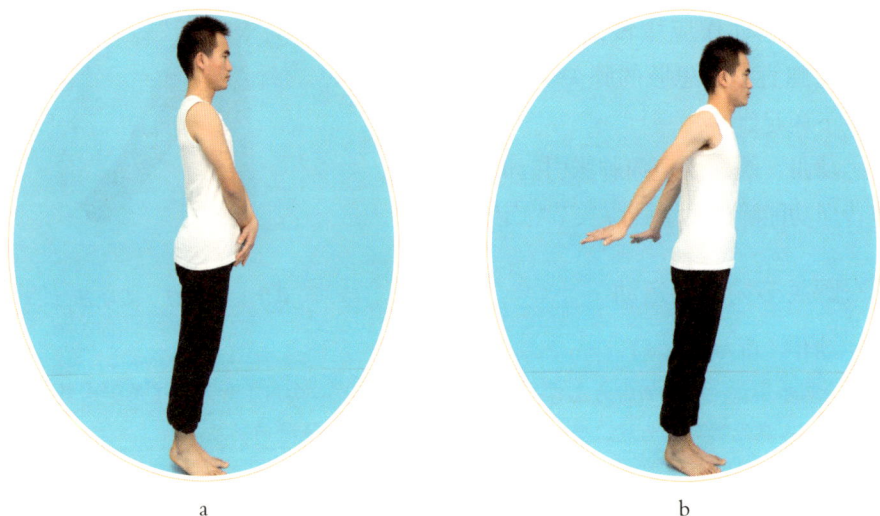

a　　　　　　　　　　　　　b

图3-1-129　提踵练习

要领　使两腿膝关节伸直，以脚尖用力，双手尽量维持身体平衡，特别注意手与脚的配合。

功用　增加踝关节周围肌肉及韧带的力量，提高踝关节稳定性，预防扭伤再发生。

自我调护

（1）踝关节扭伤后 24 小时内需进行冷敷，将踝部浸入冷水中，或用冰袋敷于患处，每次约 20 分钟，每 6 小时一次，主要作用为收缩血管，减轻炎症反应，以消肿止痛。24 小时之后则需热敷，以促使局部血液循环，加快组织间隙渗出液吸收，从而减轻肿胀疼痛。

（2）踝关节急性扭伤需根据情况加压包扎固定，限制活动，避免负重。睡觉时应垫高患肢，以加速肿胀消退。

（3）为预防踝关节扭伤的发生，尽量不穿高跟鞋，平时运动前要做好充分的准备。对于反复扭伤者，可穿包帮鞋以保护踝部，并可将鞋外侧加高 1~1.5cm，防止足内翻。

（包安）

跟痛症

概述

跟痛症是指足跟部肿胀、疼痛、足跟不能着地，甚则行走困难为主要临床表现的足跟下组织的损伤性病症，常伴跟骨结节前缘骨质增生。本病多见于 40~60 岁中老年人、肥胖者及运动员。

病因病机

中医学认为，跟痛症内因于肝肾不足、久病体虚致气血虚少，气血运行不畅，筋骨失养。外因过度劳损，寒湿入络，或用力过度，牵掣经筋使气血瘀滞，经脉瘀阻而致跟骨疼痛，活动受限。对于跟痛症的治疗，经自我按摩及功能锻炼可起到舒筋活络、通络止痛的作用，能够有效地消除炎性反应而缓解症状。

西医学认为，其主要与跟骨骨刺、足底跖筋膜炎、跟腱炎、跟下脂肪垫炎及跟骨内高压有关。长期慢性的劳损，久立、久行以及过多的运动，均可导致跟骨自身及周围软组织负担过重，造成挤压性损伤，引起慢性炎症反应，渗出与吸收逐渐发展成骨刺，从而出现各种跟骨部疼痛的表现。

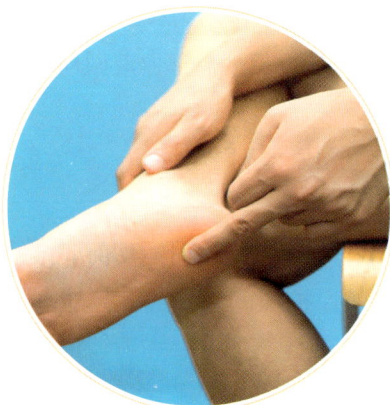

图 3-1-130　按揉压痛点

按揉压痛点

◀ 患足置于健侧膝上，用中指指端置于患侧跟底压痛处，旋转按揉约1分钟，以局部酸胀感为宜（图3-1-130）。

按揉足底筋膜

▶ 患足置于健侧膝上，用双手拇指置于患侧足底，自足跟向前脚掌，按揉放松约3分钟，以局部轻微酸痛感为宜（图3-1-131）。

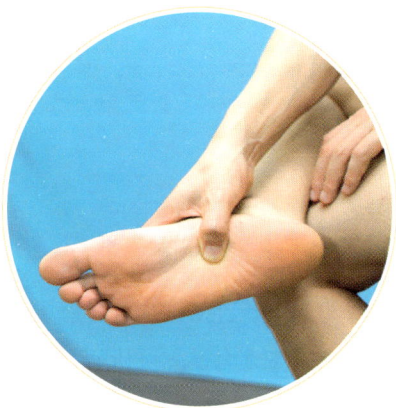

图 3-1-131　按揉足底筋膜

擦跟底

◀ 患足置于健侧膝上，用手掌置于足跟底部，往返擦约2分钟，以局部温热感并向深部透热为宜（图3-1-132）。

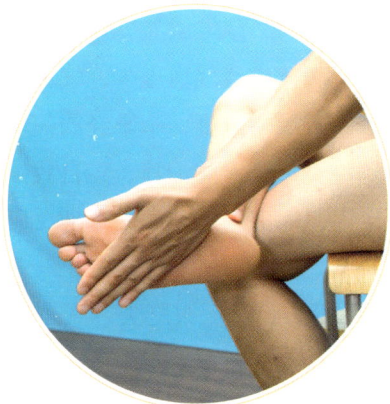

图 3-1-132　擦跟底

敲跟底

▶ 患足置于健侧膝上，用一手持小木槌或握拳（拳心向足跟，拳眼向外）置于患侧足跟底，敲疼痛部位约2分钟，力量以能够耐受为度，以局部麻木感为宜（图3-1-133）。

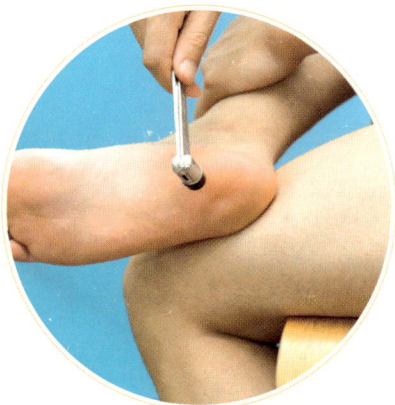

图 3-1-133　敲跟底

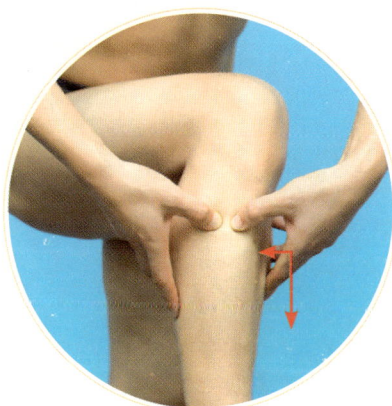

图 3-1-134　拨小腿胫骨前肌

拨小腿胫骨前肌

◀ 患者俯身前倾，以患脚为重心，用双手拇指置于患侧小腿前方，自上而下用力横拨小腿前面肌肉，持续5分钟左右，以局部酸胀痛感为宜（图3-1-134）。

拿小腿三头肌

▶ 患者坐位，患侧腿屈曲平放在床上，用双手置于患侧小腿后方，拇指与其余四指相对用力，自上而下拿捏小腿后侧肌腹和跟腱，持续5分钟左右，以局部酸胀痛感为宜（图3-1-135）。

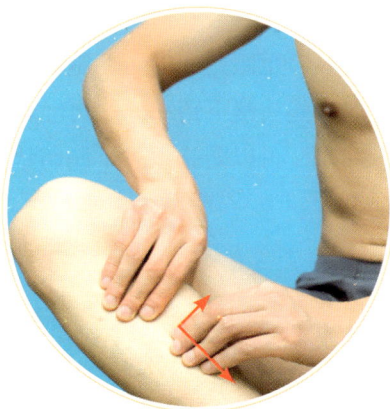

图 3-1-135　拿小腿三头肌

导引法

八段锦之背后七颠百病消

动作

▼ 患者自然直立，两脚微并拢，目视前方，两足跟提起，缓缓吸气，头向上顶，保持2秒。两足跟下落，缓缓呼气，足跟轻震地面。此动作一起一落为1次，共做7遍（图3-1-136）。

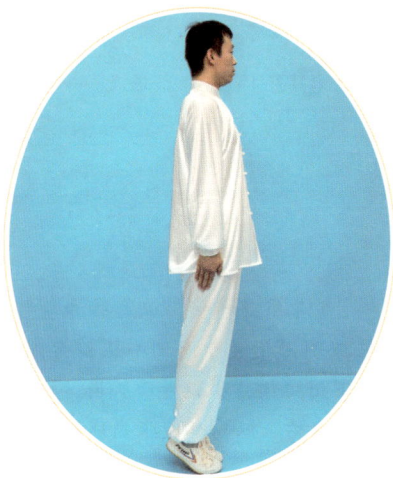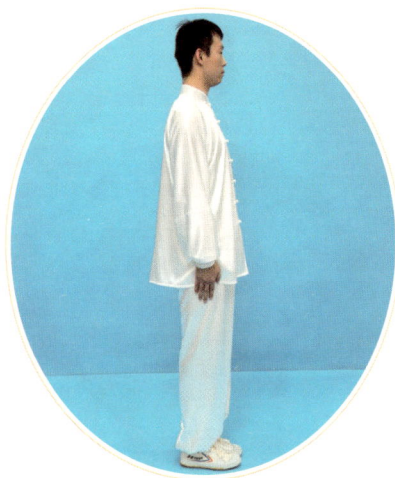

a   b

图 3-1-136 背后七颠百病消

要领 足跟提起时要两腿并拢，五趾抓地，头向上顶，肩向下垂。足跟下落时，先缓慢下落一半，再轻震地面。

功用 可以防止跟骨下脂肪垫退变，改善足跟部血液循环，锻炼足底肌肉、韧带。

康复训练法

滚动足底

动作

▶ 患者坐位或站立位，患侧脚底踩在网球或按摩棒上，将脚底网球或按摩棒缓慢地从脚跟滚到前脚掌，左右各完成10次为1组，重复2~3组（图3-1-137）。

要领 保持身体平衡，动作缓慢到位。

功用 放松足底筋膜，改善足底血液循环。

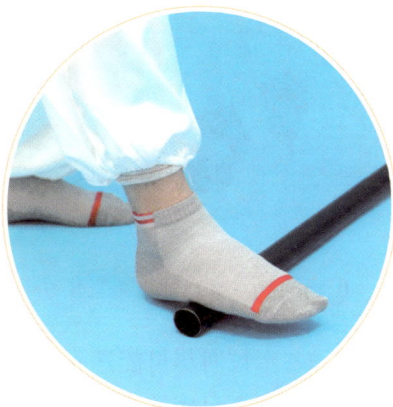

图 3-1-137　滚动足底

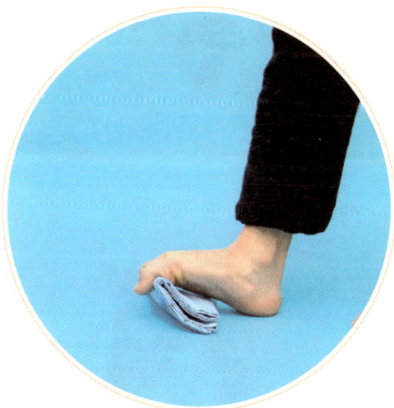

图 3-1-138　脚抓毛巾

脚抓毛巾

动作

◀ 患者自然站立，患足置于铺开的毛巾上，呼气，脚掌用力，使脚趾屈曲抓住毛巾并轻轻抬起。然后吸气，缓慢回到开始姿态。10次为1组，重复2~3组（图3-1-138）。

要领 抓放动作都应缓慢到位。

功用 锻炼保护足底肌肉、肌腱。

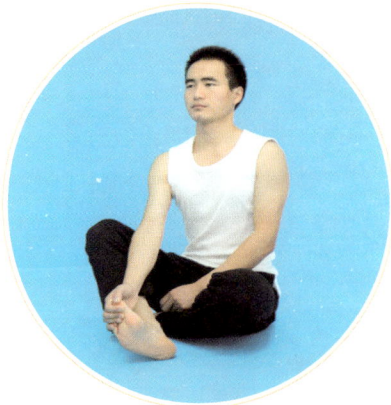

图 3-1-139　跖腱膜牵拉练习

跖腱膜牵拉练习

动作

◀　患者坐位，患足置于健侧膝关节上，患侧手牵拉患足足趾用力背伸（足跟向下、足尖抬起状），使足弓产生牵拉感或牵拉痛，坚持15秒，然后放松。3次为1组，重复2~3组（图3-1-139）。

要领　牵拉时尽可能达到最大限度。

功用　舒缓足底筋膜，增加跖腱膜弹性，稳固足弓形态结构。

腓肠肌牵拉练习

动作

▶　患者面对墙壁站立，手臂抬高，手掌置于墙上，与肩同宽。身体微前倾，健侧下肢向前呈弓步状，患侧下肢伸直。然后患侧足跟向外旋，身体向墙壁前倾，以小腿后方有牵拉感为宜，坚持20秒，3次为1组，重复3组（图3-1-140）。

要领　牵拉时患侧下肢伸直，脚跟不能离开地面。

功用　缓解腓肠肌及小腿后侧肌群肌肉紧张，有效改善足底牵拉痛，维持足跟部结构的稳定性。

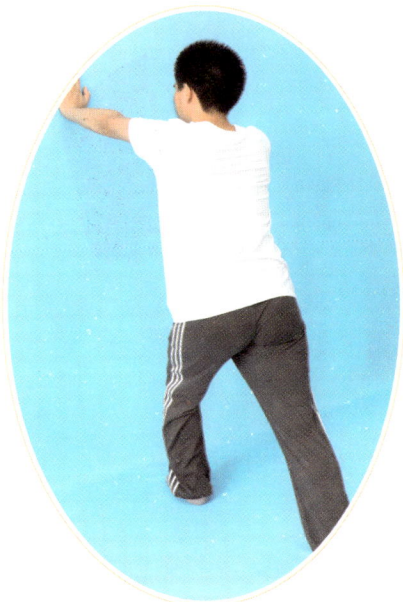

图 3-1-140　腓肠肌牵拉练习

跟腱牵拉练习

动作

▶ 患者自然站立，健足、患足前脚掌置于台阶上，患侧足跟向下用力，使跟腱、足跟产生牵拉感，坚持 15 秒，3 次为 1 组，重复 3 组（图 3-1-141）。

要领 牵拉时患侧下肢伸直，前脚掌不能离开地面。

功用 缓解跟腱疲劳、锻炼足底肌肉及肌腱。

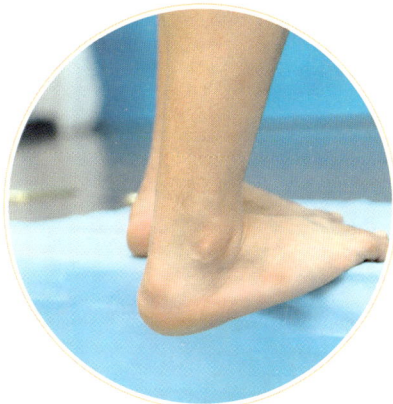

图 3-1-141 跟腱牵拉练习

自我调护

（1）急性期（疼痛发作 48 小时内）需停止或减少运动，尽量避免患足的活动及负重。平时应多休息，少负重，不要远距离行走。体型肥胖者，应减轻体重，减轻患足的负担。

（2）急性期时需对足跟底部进行冰敷，每次 20 分钟左右，每日 3 次，以消炎止痛。急性期过后，特别是康复早期，需要每日冰敷跟底 2~3 次，每次约 10 分钟，以控制炎症。

（3）选择鞋底厚但不能过软的鞋子，鞋垫尽量软一些，足跟部应加用软垫，如跟痛垫。

（4）平时注意足部的保暖，避免受寒凉刺激。

（包安）

第二节　常见内科病症

感　冒

概述

感冒是人体由于正气虚弱等原因，感受触冒风邪，侵犯卫表而导致的一种外感疾病。主要以恶寒、发热、头痛、鼻塞、咳嗽、全身不适、脉浮等为主要表现。本病四季均可发生，尤以春冬两季为多。根据外感邪气不同，所表现的症状也有所差异，主要有风寒、风热、暑湿三种类型。

病因病机

感冒的病因，主要有外感六淫、时行病毒侵袭人体而发病。外感常以风邪为主，风为六淫之首，流动四时之中，故常以风为先，外感为病。在不同时节，风与当令之气相合，而表现为风寒、风热、暑湿等证候，如秋冬之季，风多与寒合为风寒证；春夏温热之时，风多与热合为风热证；夏秋之交，暑多夹湿为风暑夹湿证候。因此，偏于寒则寒邪袭表，卫阳被郁，腠理闭塞，肺气不宣；偏于热则风热犯表，卫表失和，腠理疏泄，肺失清肃。暑气夹湿则暑湿遏表，湿热伤中，肺气不清。

临床分型

1. 风寒型

恶寒重于发热，无汗头痛，四肢酸痛，鼻塞流清涕，时有喷嚏，咳嗽痰稀薄、色白，口不渴，喜热，舌苔薄白。

2.风热型

发热重于恶寒，微恶风，有汗或汗出不畅，头痛，面赤，咳嗽痰黄、黏，咽干或热痛，鼻塞流浊涕，口渴欲饮水，舌苔薄白或微黄。

3.暑湿型

周身发热，微恶风，汗少，四肢酸重、头痛，头昏沉如裹布，咳嗽痰黏，流浊涕，心烦口渴而不欲饮，口中黏腻，脘痞，胸闷，恶心，腹胀，大便黏腻或溏，小便短赤，舌苔黄腻。

自我按摩法

基本治法：主要以祛邪发表、缓解症状为主。

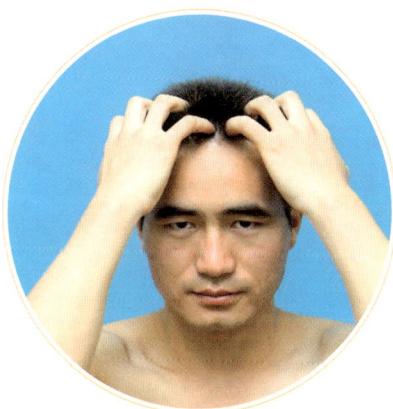

图 3-2-1 干梳头

✦ 干梳头

◀ 双手指微屈呈虎爪状，置于前额两侧发际处，十指指甲从前额向上、向后用指尖梳至后发际止，力度适中，反复 35~40 次（图 3-2-1）。

✦ 扫散少阳

▶ 双手指微屈呈虎爪状，置于前额两侧发际处，十指指甲从两侧向后用指尖横扫至头后，横扫过程中双手可纵向抖动，力度适中，反复 35~40 次（图 3-2-2）。

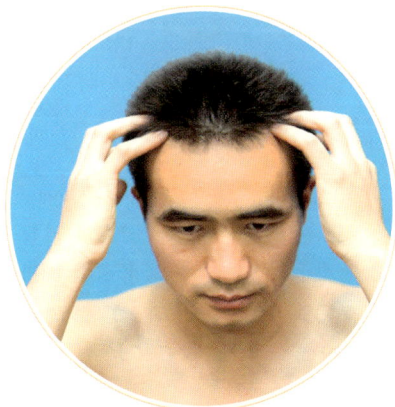

图 3-2-2 扫散少阳

点揉风池穴

▶ 双手拇指置于风池穴处，其余四指自然置于头两侧，头微后仰，拇指指腹按揉风池穴，力度可稍重，以局部有酸胀感或向头部、眼眶部放射为度，点揉1~2分钟（图3-2-3）。

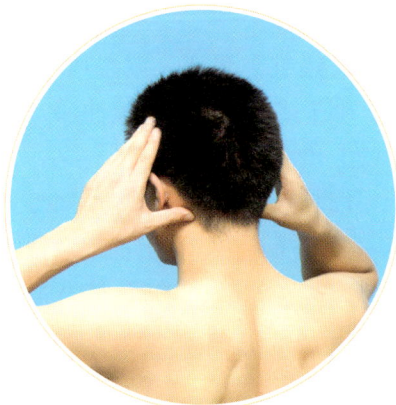

图 3-2-3　点揉风池穴

点揉大椎穴

◀ 双手置于颈后，其中中指相叠，置于大椎穴上，颈部放松，双手中指指腹点揉大椎穴，力度适中，点揉1~2分钟（图3-2-4）。

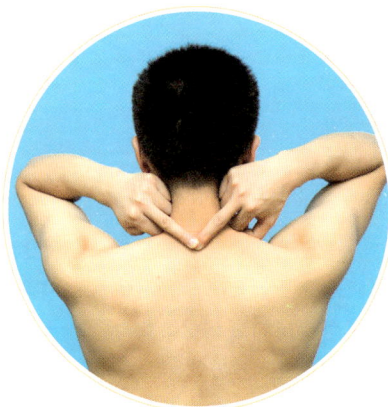

图 3-2-4　点揉大椎穴

点揉列缺穴

▶ 一手握住另一手手腕，拇指自然置于列缺穴处，两臂放松，用拇指指腹点揉列缺穴，力度适中，点揉1~2分钟（图3-2-5）。

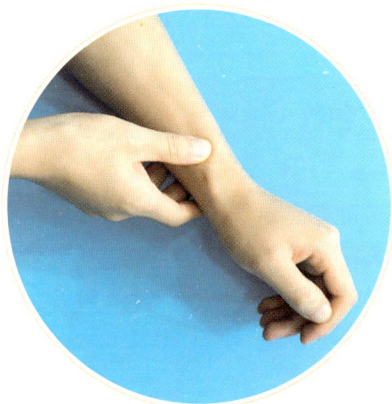

图 3-2-5　点揉列缺穴

点揉合谷穴

▶ 一手拇指置于另一手合谷穴处，其余四指依次置于手背尺侧，拇指指腹点揉合谷穴，其余四指对抗用力，可逐渐加大力度，以局部酸胀能耐受为度，点揉1~2分钟（图3-2-6）。

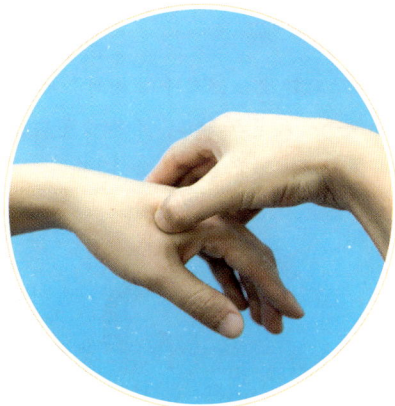

图 3-2-6　点揉合谷穴

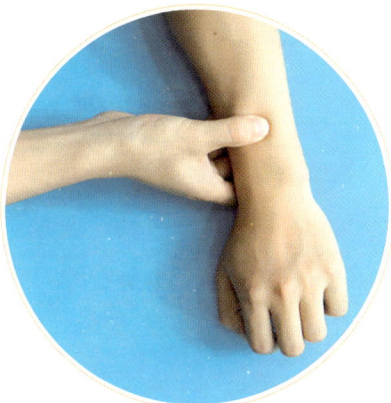

图 3-2-7　点揉外关穴

点揉外关穴

◀ 一手握住另一手手腕上部，拇指置于外关穴处，其余四指依次置于内关穴附近，拇指指腹点揉外关穴，其余四指对抗用力，以局部酸胀为度，点揉1~2分钟（图3-2-7）。

随症加减

风热型发热重者加按揉尺泽穴；风寒型恶寒重者加搓手、脚心；伴有头痛者可加点揉百会、头维、太阳、印堂穴；鼻塞者加点揉迎香穴；咳嗽者加揪廉泉 – 天突穴连线。

按揉尺泽穴

▶ 手臂放松，微屈肘，另一手拇指按揉尺泽穴，力度在能忍受为度，反复数次（图3-2-8）。

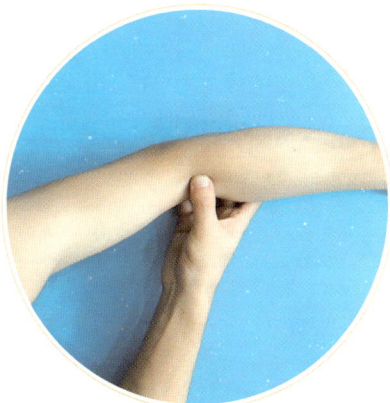

图 3-2-8　按揉尺泽穴

搓手、脚心

▼ 盘腿坐位，双手心相对，反复搓至发热（图3-2-9）。亦可同侧手扶住足背侧，另一侧手心反复搓脚心，至脚心发热并有周身温暖感为宜。亦可用热水浴四肢代替，至周身微微汗出为宜（图3-2-10）

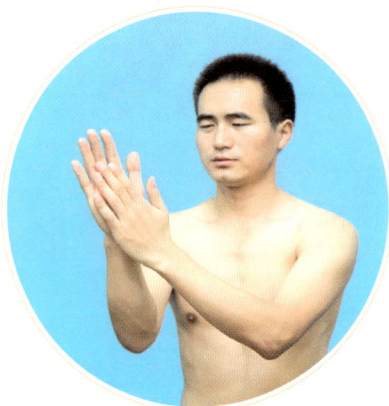

图3-2-9 搓手心

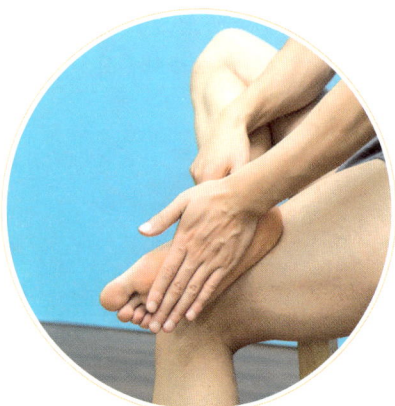

图3-2-10 搓脚心

点揉百会穴

▶ 头自然中立位，双手中指叠于百会穴，拇指扶于头两侧，余指自然置于百会穴附近，中指指腹点揉百会穴，力度适中，点揉1~2分钟（图3-2-11）。

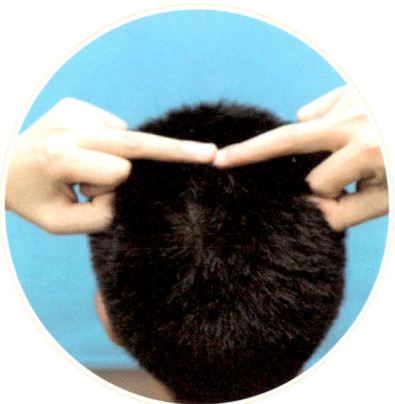

图3-2-11 点揉百会穴

点揉头维穴

◀ 头自然中立位，双手中指分别置于两侧头维穴，中指指腹点揉头维穴，力度适中，点揉1~2分钟（图3-2-12）。

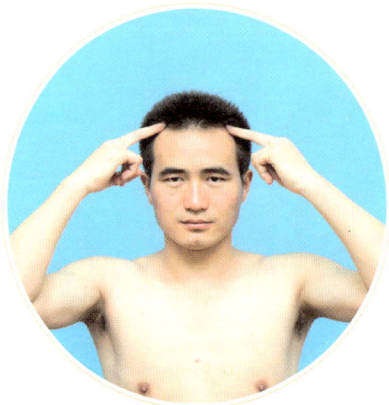

图3-2-12 点揉头维穴

◎ 点揉太阳穴

▶ 头自然中立位，双手中指分别置于两侧太阳穴，余指自然放松，中指指腹轻揉两侧太阳穴，力度不宜过重，以局部酸胀痛为度，点揉1~2分钟（图3-2-13）。

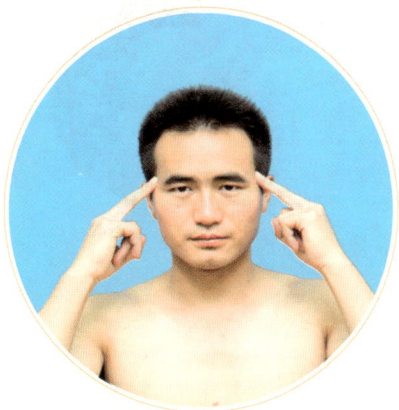

图 3-2-13 点揉太阳穴

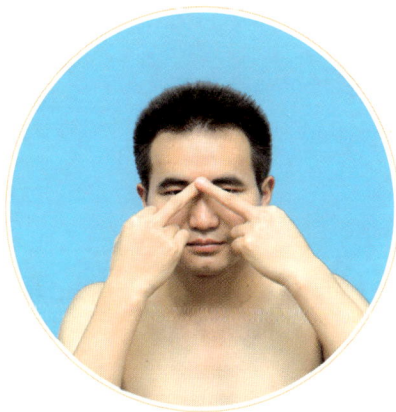

图 3-2-14 点揉印堂穴

◎ 点揉印堂穴

◀ 双手中指叠于印堂穴处，拇指扶于面部，余指自然摆放，中指指腹点揉印堂穴，力度宜先轻后重，以局部酸胀并向头内部放射为宜，点揉1~2分钟。揉动范围不宜过大，以免手指不甚滑入眼眶戳伤眼球。亦可用双手拇指、食指聚于印堂穴处，向穴位处挤，以皮肤发红为度（图3-2-14）。

◎ 点揉迎香穴

▶ 双手中指分别置于双侧迎香穴处，余指自然摆放，中指指腹点揉迎香穴，以局部酸痛胀感为度，点揉1~2分钟。鼻塞不通者亦可用中指搓迎香穴，以局部热感为宜（图3-2-15）。

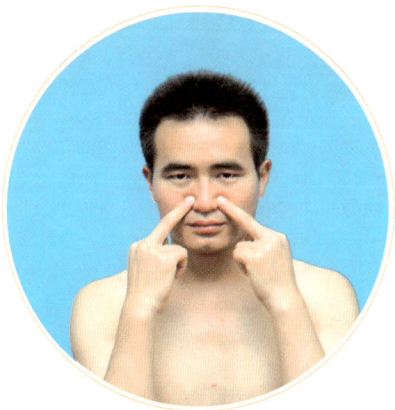

图 3-2-15 点揉迎香穴

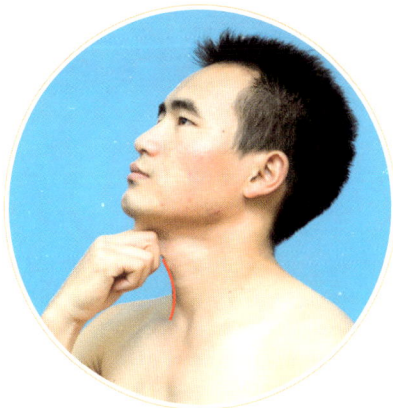

揪廉泉—天突穴连线

▲ 颈部中立位，一手食指、中指背侧揪住廉泉穴处皮肤，迅速揪起后让皮肤滑落，从廉泉穴处一直揪至天突穴处，力度在能忍受为度，反复数次，至局部皮肤发红可停止。注意控制力度，不必强求皮肤红紫，防止皮肤破损感染（图3-2-16）。

图 3-2-16　揪廉泉—天突穴连线

导引法

八段锦之两手托天理三焦

动作

▼ 双手叉腰，然后双手同时从胸前提起，提到两眉高度时翻手，掌心向上，托过头顶，伸直手臂。当两手提至两眉前时，双目注视两手，反手上托后注视两手背，最后双手从两侧画圈后回归起势。重复9次左右（图3-2-17）。

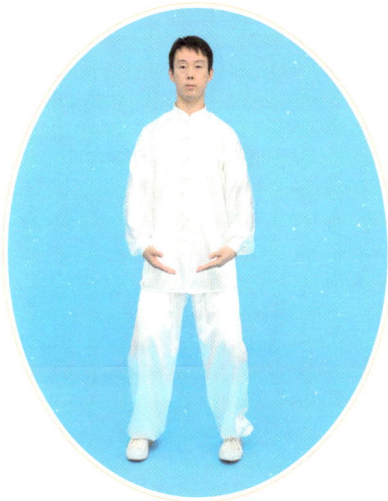

a

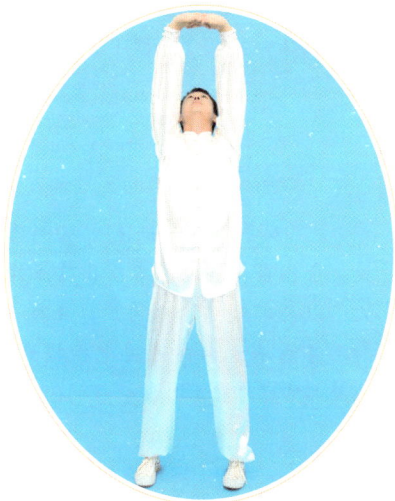

b

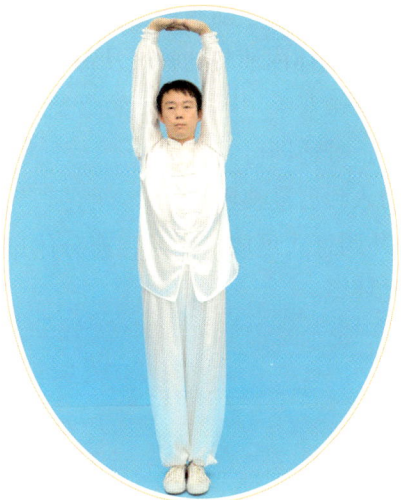
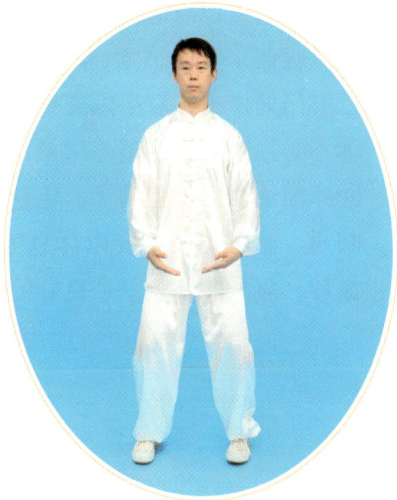

c   d

图 3-2-17　双手托天理三焦

要领　双手上举过程要慢，手臂要伸直，掌心上翻后尽量向上顶，全身舒展。

功用　通调上、中、下三焦气机，疏通全身气血，增强体质，帮助感冒恢复，预防再次发生。

仰卧调息式

动作（图 3-2-18）

①仰卧于床上，枕头调节至舒适为宜，口眼轻闭，舌抵上腭，屈髋屈膝，双足轻踩于床面，使腹壁充分放松，双手叠掌自然置于神阙穴处（女左手在下，男右手在下），自然呼吸。

②吸气时双手随腹壁缓缓上升，呼气时双手轻轻施加压力于腹壁，自觉周身舒适、温暖，微微出汗为宜，如此反复，15～20 分钟，亦可放松至逐渐入睡。

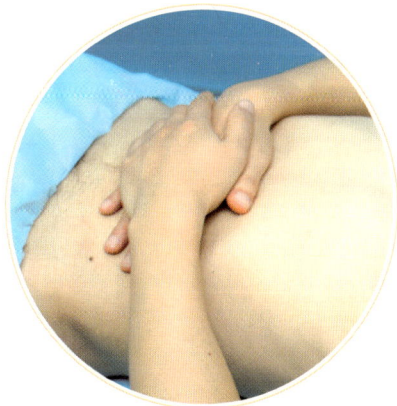

图 3-2-18　仰卧调息式

要领

①整个过程全身放松，排除杂念，平稳、缓慢调整呼吸。

②吸气时，以意念控制吸入的清气浸润脏腑，双手随腹壁上抬时有腹壁被掌心"吸起来"的感觉；呼气时，以意念控制体内浊气随呼气从鼻、周身毛孔、肛门处排出，双手随腹壁下降时有腹壁被双手"压下去"的感觉。

③不必强求周身温暖、微微汗出等效果，舒适即可。

④睡前练功可加盖被子、毛毯等，以防入睡后复感风寒。

功用 感冒患者主要以休息为主，仰卧调息式可放松周身，充分休息，促进循环，为人体营造一个良好的疾病恢复环境。

康复训练法

感冒期间一般以休息为主，不提倡康复训练，感冒的康复训练应在感冒痊愈后进行，以增强体质，达到预防感冒的效果。

慢跑

动作

▶ 身体向前，保持正直（不可前倾后倒），脚尖自然落地，每一个动作都放松，手臂放低并向前摆动，手臂与肩膀向后扩以展开胸部使呼吸顺畅，臀部收在身体正下方（跑步时感觉臀部在身体下方滚动），头部向前，并保持在肩膀正上方，不左右偏（图3-2-19）。

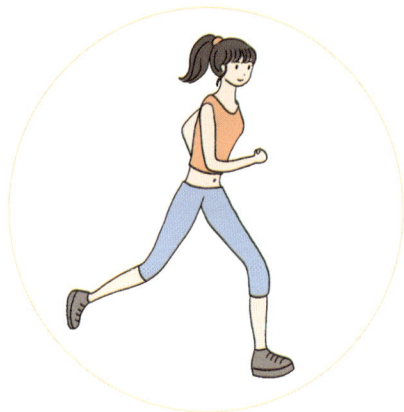

图 3-2-19　慢跑

要领 放松动作，调整呼吸约为2~3步一呼，2~3步一吸，速度依个人而定，穿运动衣、运动鞋，做好防风、防寒工作，选择空气较好，风力较小或无风的天气锻炼，以免在康复锻炼时损伤肌肉或复感风寒。跑步结束后注意避风，适当休息，沐浴。

功用 强身健体，促进新陈代谢、血液循环，增强心肺功能，达到防止感冒的目的。

游泳（蛙泳）

动作

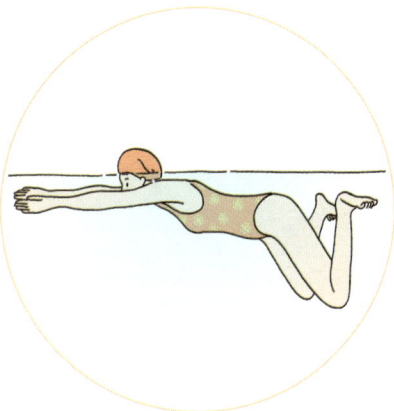

◀ 两臂划水同时双腿放松，收手时收腿，两臂前伸腿蹬水，臂腿伸直稍滑行，两臂划水时头部慢抬起，伸手滑行时慢呼吸。每次30分钟（图3-2-20）。

图 3-2-20　蛙泳

要领　慢频率、低游速、小划臂，有明显的滑行与滑下动作。

功用　强身健体，促进血液循环，增强心肺功能，提高免疫力，达到防止感冒的作用。

自我调护

（1）注意保暖，防止恢复中复感外邪，反复发病。

（2）注意休息，不做剧烈的运动或工作。

（3）多饮温水，促进代谢循环，加速代谢废物排出体外。

（4）病情出现变化时，如高热不退、惊厥、抽搐不止等，应立即就医，以免变生他病，延误病情。

（樊炜骏）

头　痛

概述

头痛是临床常见症状，中医又叫"头风病"，是指以头部疼痛为主要临床症状的一种病症。头痛可由多种原因引起，十二经脉中的六条阳经以及足厥阴经的循行都经过头部，故头痛可分为阳明头痛、少阳头痛、太阳头痛、厥阴头痛，亦可多条经相合头痛，或全头痛。

病因病机

诸阳之会于头部，所以头部又叫清阳之府，五脏六腑的气血都可会于头部，故如有外邪侵袭或内伤杂病，受累于某一经脉、脏腑，导致气血不畅，脑络瘀阻，均可能引起相应的头痛。

临床分型

（1）阳明头痛：以前额处头痛为主，包括眼眶、鼻部、面部的疼痛均在范畴内。

（2）少阳头痛：以头侧面的疼痛为主，包括耳附近的疼痛以及偏头痛。

（3）太阳头痛：以头后侧的疼痛为主，包括枕部、上颈段的疼痛。

（4）厥阴头痛：以头顶处疼痛为主。

自我按摩法

基本治法：治疗头痛时，不拘泥于某一部位或经脉，应疏通全头经络、气血。

○ 干梳头

▶ 双手指微屈呈虎爪状，置于前额两侧发际处，十指指甲从前额向上、向后用指尖梳至后发际止，力度适中，反复35~40次（图3-2-21）。

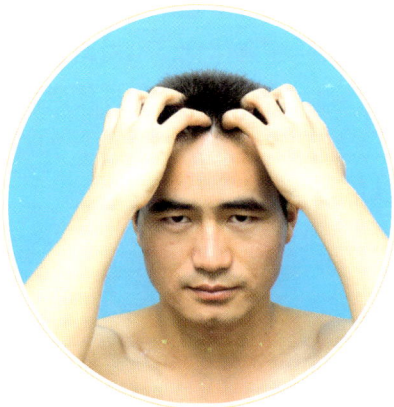

图3-2-21　干梳头

⊙ 扫散少阳

▶ 双手指微屈呈虎爪状，置于前额两侧发际处，十指指甲从两侧向后用指尖横扫至头后，横扫过程中双手可纵向抖动，力度适中，反复35~40次（图3-2-22）。

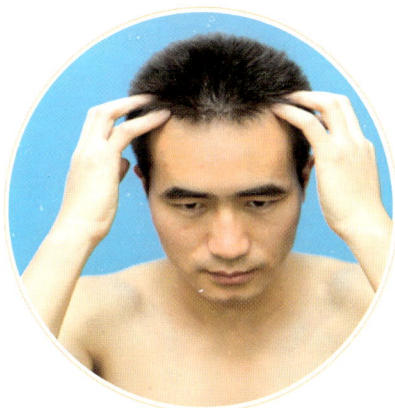

图 3-2-22　扫散少阳

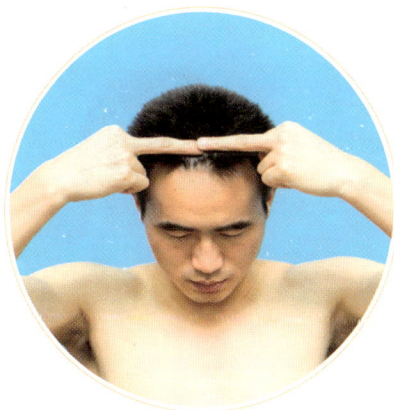

图 3-2-23　点揉上星穴

⊙ 点揉上星穴

◀ 双手中指叠于上星穴处，余指自然置于上星穴周围，头可微前屈，双手中指指腹借助其他四指配合点入上星穴，以局部稍感胀痛为度，点揉1~2分钟（图3-2-23）。

⊙ 点揉百会穴

▶ 头自然中立位，双手中指叠于百会穴，拇指扶于头两侧，余指自然置于百会穴附近，中指指腹点揉百会穴，力度适中，点揉1~2分钟（图3-2-24）。

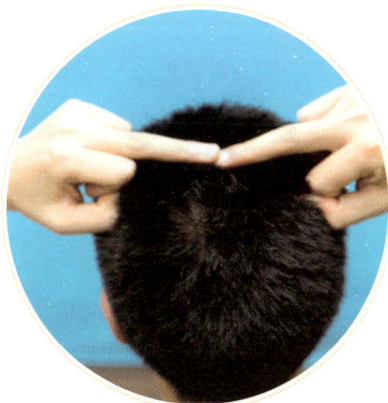

图 3-2-24　点揉百会穴

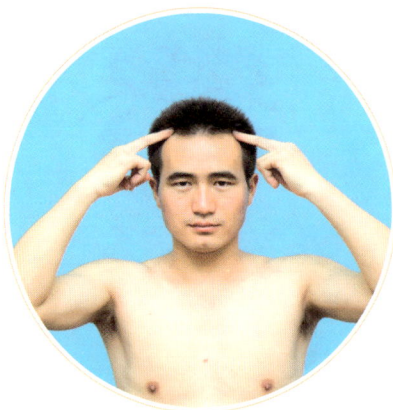

图 3-2-25　点揉头维穴

点揉头维穴

▲　头自然中立位，双手中指分别置于两侧头维穴，中指指腹点揉头维穴，力度适中，点揉1~2分钟（图3-2-25）。

点揉率谷穴

▶　两手拇指分别置于两侧率谷穴，剩余四指交叉，扶于前额处，双手拇指指腹分别点揉两侧率谷穴，以局部胀痛为度，点揉1~2分钟（图3-2-26）。

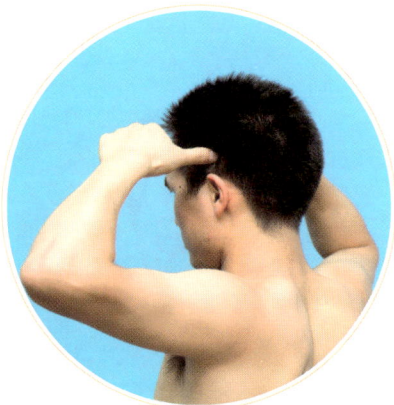

图 3-2-26　点揉率谷穴

点揉风池穴

▲　双手拇指置于风池穴处，其余四指自然置于头两侧，头微后仰，拇指指腹按揉风池穴，力度可稍重，以局部有酸胀感或向头部、眼眶部放射为度，点揉1~2分钟（图3-2-27）。

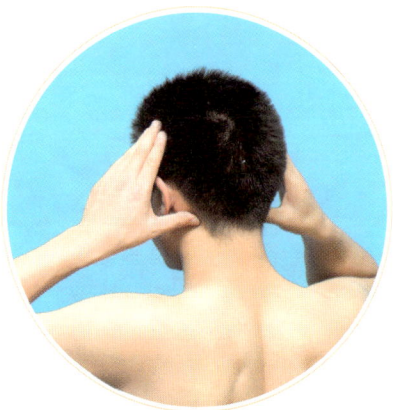

图 3-2-27　点揉风池穴

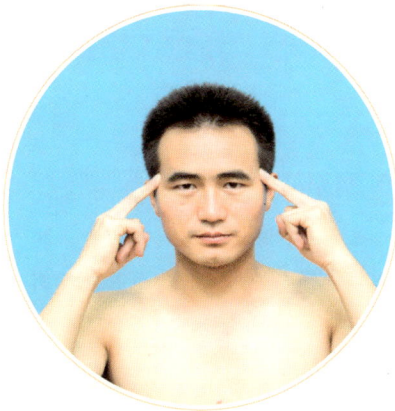

图 3-2-28　点揉太阳穴

点揉太阳穴

◀ 头自然中立位，双手中指分别置于两侧太阳穴，余指自然放松，中指指腹轻揉两侧太阳穴，力度不宜过重，以局部酸胀痛为度，点揉1~2分钟（图3-2-28）。

随症加减

　　阳明头痛加点揉印堂穴、掐鱼腰、刮眼眶、抹前额；少阳头痛加点揉丝竹空穴；太阳头痛加擦颈部；厥阴头痛加点按太冲穴。

点揉印堂穴

▶ 双手中指叠于印堂穴处，拇指扶于面部，余指自然摆放，中指指腹点揉印堂穴，力度宜先轻后重，以局部酸胀并向头内部放射为宜，点揉1~2分钟。揉动范围不宜过大，以免手指不甚滑入眼眶戳伤眼球。亦可用双手拇指、食指聚于印堂穴处，向穴位处挤，以皮肤发红为度（图3-2-29）。

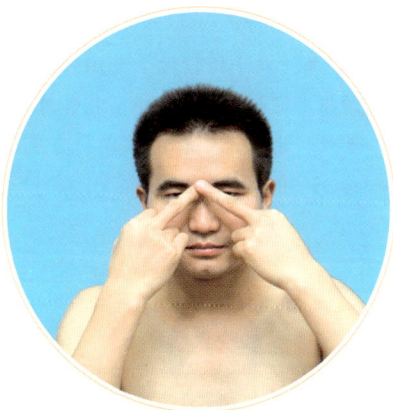

图 3-2-29　点揉印堂穴

点揉鱼腰穴

◀ 头稍前屈，双手中指分别置于双侧鱼腰穴处，用指腹垂直施力点揉鱼腰穴，以局部酸胀痛为度，注意防止拇指滑入眼眶戳伤眼球，点揉1~2分钟（图3-2-30）。

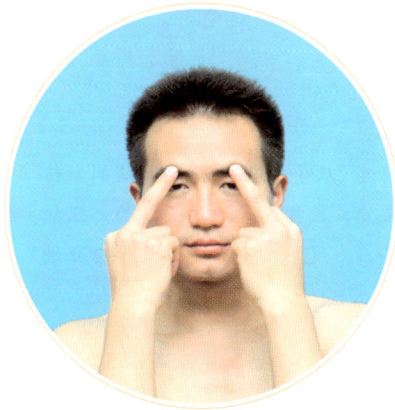

图 3-2-30　点揉鱼腰穴

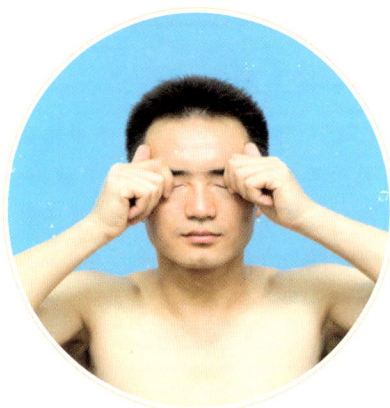

图 3-2-31　刮眼眶

刮眼眶

◀ 双手拇指按于太阳穴处，其余四指半握拳，用食指中节指骨外侧刮上下眼眶，力度适中，刮35~50次（图 3-2-31）。

抹前额

▶ 双手拇指按于太阳穴处，其余四指半握拳，用食指中节指骨外侧由内至外，由上至下抹遍前额，力度适中，抹35~50次（图 3-2-32）。

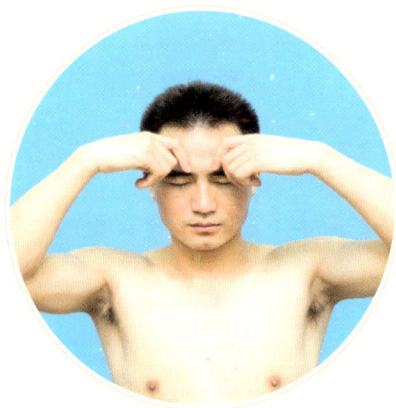

图 3-2-32　抹前额

点揉丝竹空穴

◀ 双手拇指分别置于双侧丝竹空穴处，点揉丝竹空穴，以局部胀痛为度，力度不可过大，点揉1~2分钟（图 3-2-33）。

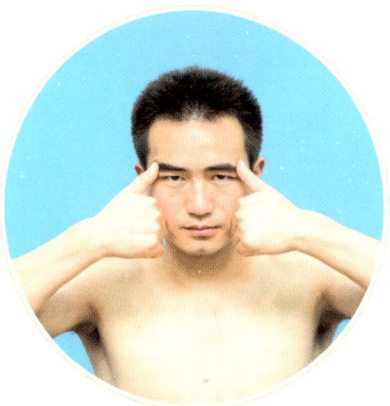

图 3-2-33　点揉丝竹空穴

◎ 擦颈部

▶ 头微前屈，双手小鱼际置于颈后部，由上及下擦颈部，不可过快，用力不可过重，以免擦伤皮肤，以发热为度，擦1~2分钟（图3-2-34）。

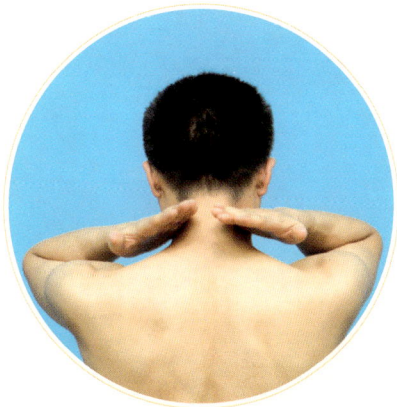

图 3-2-34 擦颈部

◎ 点按太冲穴

◀ 取站立位，一侧下肢屈髋屈膝，脚掌踩于椅子上，同侧手拇指置于太冲穴上，点按太冲穴，以局部胀痛为度，点按1~2分钟（图3-2-35）。

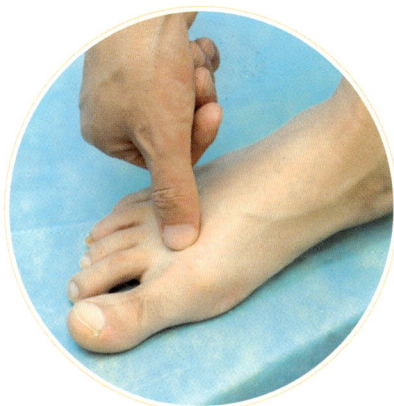

图 3-2-35 点按太冲穴

导引法

◎ 坐式八段锦之叩齿集神法

叩齿集神三十六，两手抱昆仑，双手击天鼓二十四。

动作

▶ 闭目端坐，宁心静气。上下牙齿相叩作响，宜三十六声（图3-2-36）。

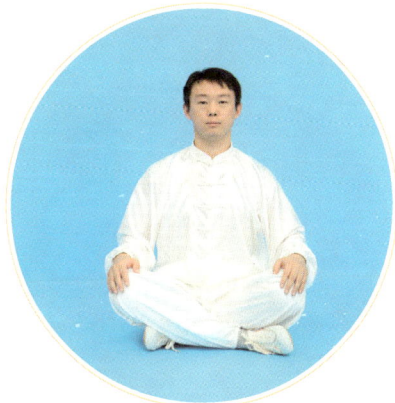

图 3-2-36 叩齿集神

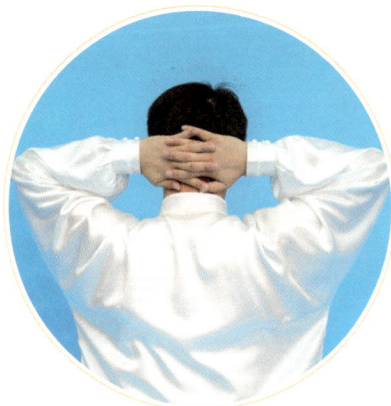

▲ 两手十指交叉，抱住后项，微微呼吸，暗记鼻息9次（图3-2-37）。

图 3-2-37　两手抱昆仑

▶ 然后用两手掌紧掩耳门，不宜耳闻有声，手指向后，自然附于后头部，用食指按压中指，弹击脑后，左右各24次（图3-2-38）。

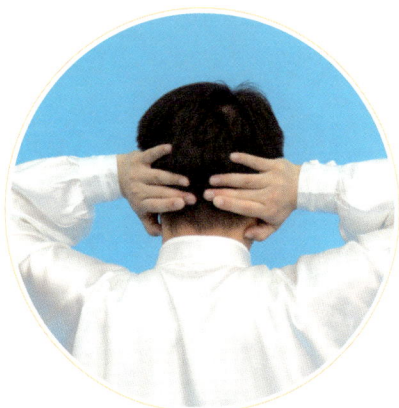

图 3-2-38　双手击天鼓

要领　叩齿时张口不宜过大，速度要均匀，力度要适宜。两手掌覆盖于耳上时，力度不宜过大，以不能听见声音为度。手指弹击后脑节律要均匀，力度要适中。

功用　清心凝神，调节头面部气血运行，缓解头痛。

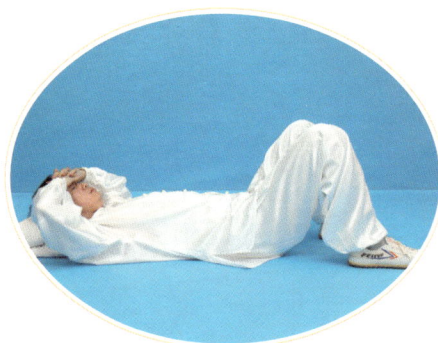

图 3-2-39　仰卧扶额式

仰卧扶额式

动作（3-2-39）

①仰卧于床上，枕头调节至舒适为宜，口眼轻闭，舌抵上腭，屈髋屈膝，双足轻踩于床面，使腹壁充分放松。

②双手手指交叉置于额头处，放松全身，自然呼吸，以头部舒适、手掌、前额或整个头部微微汗出为宜。整个过程持续10~20分钟即可。

要领 全身放松，排除杂念，意念运气至双手，通过前额运入头部，自觉头部浊气、邪气从毛孔处逐渐散出者为宜。不必强求出汗。

功用 仰卧扶额式可在休息过程中调节全身气息，帮助排除头部浊气、邪气，使头痛缓解。

康复训练法

头痛期间一般不推荐康复锻炼，可在缓解期做普通步行等锻炼。

普通步行

动作 普通步行法行走速度为每分钟 60~90 步，每次 30~60 分钟。

要领 调匀呼吸，使呼吸平静而和缓，从容迈步。穿运动衣、运动鞋，做好防风、防寒工作，选择空气较好，风力较小或无风的天气锻炼，以免在康复锻炼时损伤肌肉或复感风寒。

功用 强身健体，放松身心，防止头痛复发。

自我调护

（1）注意避风，防止风邪侵入加重头痛，甚或使病情传变。

（2）注意休息，防止头部剧烈摇动、晃动。

（3）避免精神紧张，饮食要有节制。

（4）自我推拿对头痛有很好的缓解作用，但要注意查明病因，针对原发病做相关治疗，祛除病因方能治病求本。

（樊炜骏）

咳　嗽

概述

咳嗽是人体清除呼吸道内的分泌物或异物的保护性呼吸反射动作。咳嗽时胸腔突发性地收缩，造成肺部猛烈释放空气的动作，通常伴随声音、咳痰等，并反复出现。中医而言，有声无痰为咳，无声有痰为嗽，由于两者常常同时出现，故一般不截然分开，合称为咳嗽。咳嗽一般分为外感咳嗽与内伤咳嗽。外感咳嗽多伴有咳嗽有力，发热、恶寒、流涕、气急、咽痛、咽痒等症；内伤咳嗽可伴有痰多、咳吐不爽、干咳、咳嗽无力、咳嗽引起身体其他部位疼痛不适等症。

病因病机

外感咳嗽主要是由于外感六淫邪气，或吸入烟尘等异物颗粒，导致肺气不能宣降，肺的卫外功能失调，导致外邪侵袭肺而咳嗽；内伤咳嗽主要是因为肺或者其他脏腑功能失调，内生邪气影响肺部所致。外感咳嗽迁延不愈，肺脏受伤，波及其他脏腑，可发展为内伤咳嗽；同时，内伤咳嗽久则肺气虚弱，易感外邪，可引发外感咳嗽，故外感咳嗽和内伤咳嗽亦可互为因果。咳嗽经久不愈可逐渐发展甚至发生病情变化，而加重为喘证、哮病等。

自我按摩法

自我按摩对于外感咳嗽效果较明显，对于内伤咳嗽可缓解症状，但须针对病因或者原发病治疗。

基本治法：总以祛邪利肺、止咳化痰为主。

揪廉泉—天突穴连线

▶ 颈部中立位，一手食指、中指背侧揪住廉泉穴处皮肤，迅速揪起后让皮肤滑落，从廉泉穴处一直揪至天突穴处，力度在能忍受为度，反复数次，至局部皮肤发红可停止。注意控制力度，不必强求皮肤红紫，防止皮肤破损感染（图 3-2-40）。

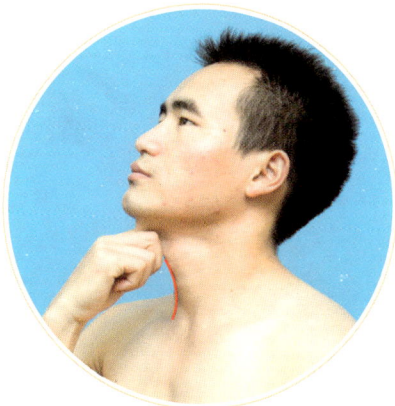

图 3-2-40　揪廉泉—天突穴连线

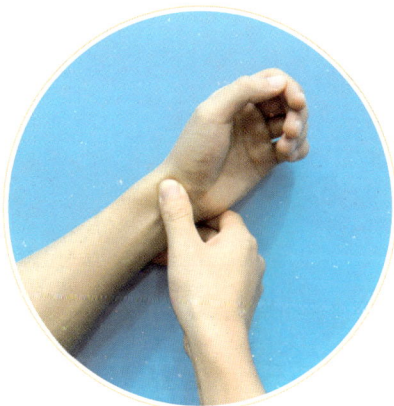

图 3-2-41　点揉太渊穴

点揉太渊穴

◀ 一手握住另一手手腕，拇指指腹置于太渊穴处，施加压力点揉，以局部酸痛为度，点揉 1~2 分钟（图 3-2-41）。

点揉合谷穴

▶ 一手拇指置于另一手合谷穴处，其余四指依次置于手背尺侧，拇指指腹点揉合谷穴，其余四指对抗用力，可逐渐加大力度，以局部酸胀能耐受为度，点揉 1~2 分钟（图 3-2-42）。

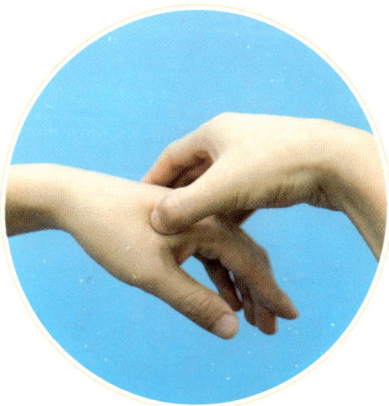

图 3-2-42　点揉合谷穴

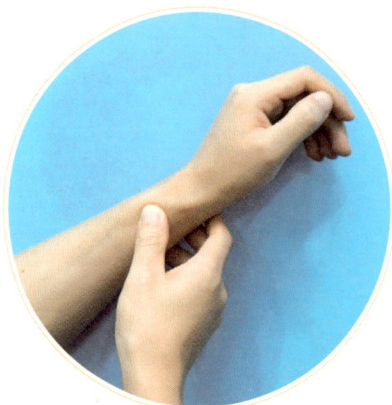

图 3-2-43　点揉列缺穴

点揉列缺穴

一手握住另一手手腕，拇指自然置于列缺穴处，两臂放松，用拇指指腹点揉列缺穴，力度适中，点揉1~2分钟（图3-2-43）。

点揉孔最穴

一手握住另一手前臂，拇指指腹置于孔最穴处，施加压力点揉，以局部酸痛为度，点揉1~2分钟（图3-2-44）。

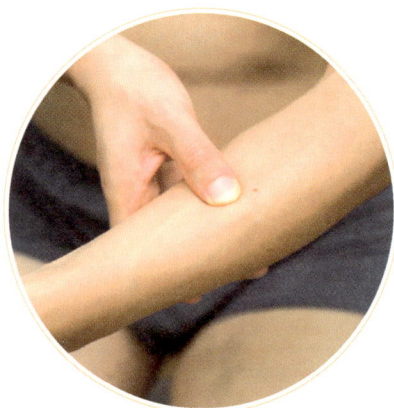

图 3-2-44　点揉孔最穴

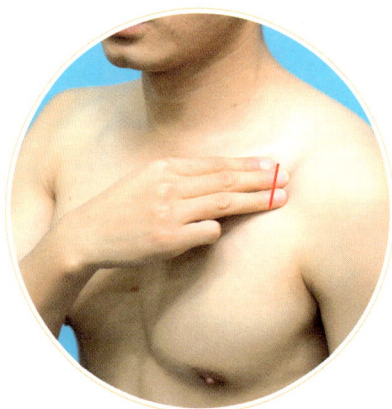

图 3-2-45　按揉云门—中府穴连线

按揉云门—中府穴连线

一手食指、中指、无名指置于对侧胸前云门、中府穴处附近，三指指腹用力按揉云门、中府穴及附近区域，以局部酸胀痛为度，按揉1~2分钟（图3-2-45）。

随症加减

    咽喉干燥加一指禅推廉泉穴、点揉照海穴；咳嗽气粗、身热、痰黄、咽肿咽痛加掐少商穴、点揉鱼际穴；咳嗽气急、身寒、痰白、咽痛加点揉大椎穴、搓肺经；痰多加点揉丰隆穴。

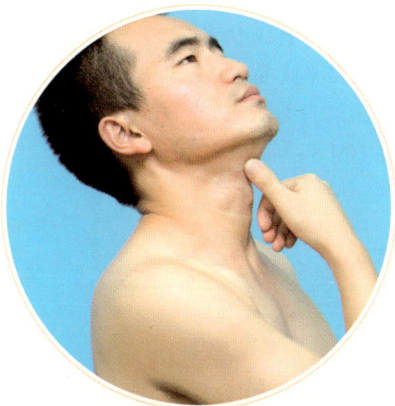

图 3-2-46　一指禅推廉泉穴

一指禅推廉泉穴

◀　一手拇指指腹抵住廉泉穴，其余四指依次排于拇指指间关节处，对廉泉穴施以一指禅推法，以感觉口中唾液增多并浸润咽喉为宜，推1~2分钟（图3-2-46）。

点揉照海穴

▶　坐位或盘腿坐于床上，对侧手从后曲握住脚腕，拇指指腹置于照海穴处，点揉照海穴，以局部酸痛为度，点揉1~2分钟（图3-2-47）。

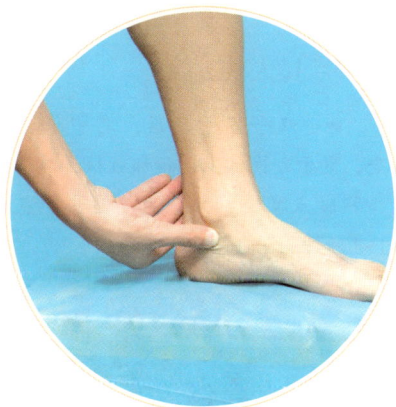

图 3-2-47　点揉照海穴

掐少商穴

◀　一手拇指指甲置于另一手少商穴处，食指垫于下方，用拇指指甲掐少商穴，以疼痛能耐受为度，掐1~2分钟（图3-2-48）。

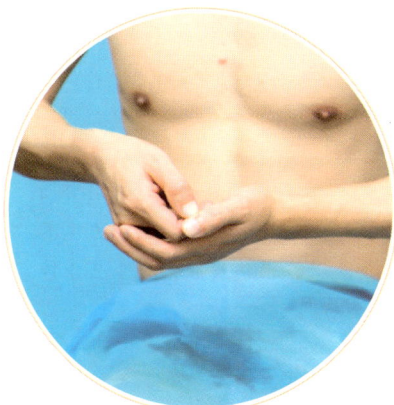

图 3-2-48　掐少商穴

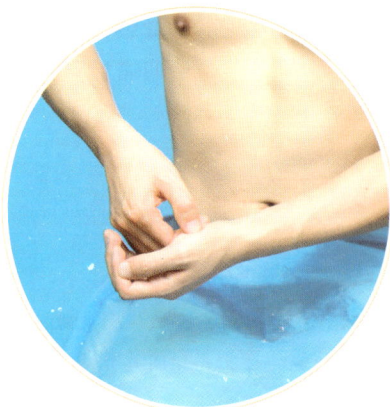

图3-2-49　点揉鱼际穴

点揉鱼际穴

▲ 一手握住另一只手大鱼际处,拇指指腹置于鱼际穴处,点揉鱼际穴,以局部酸胀痛为度,点揉1~2分钟(图3-2-49)。

点揉大椎穴

▶ 双手置于颈后,其中中指相叠,置于大椎穴上,颈部放松,双手中指指腹点揉大椎穴,力度适中,点揉1~2分钟(图3-2-50)。

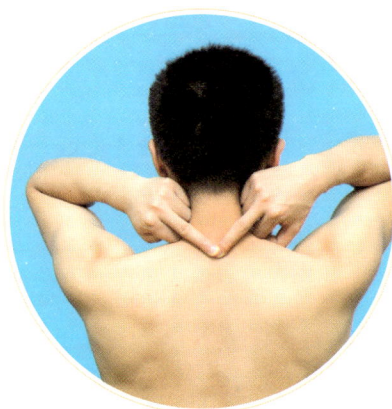

图3-2-50　点揉大椎穴

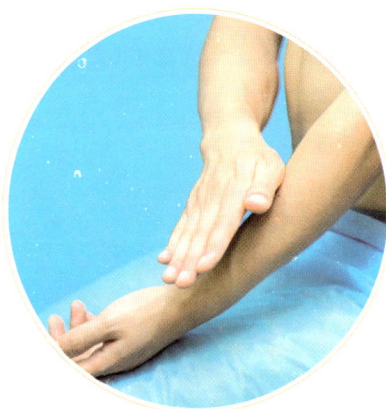

图3-2-51　搓肺经

搓肺经

▲ 拇指外四指处(肺经在前臂循行部位),以局部有热感为度,力度不宜过大,以防损伤皮肤,搓1~2分钟(图3-2-51)。

点揉丰隆穴

▶ 一手握住小腿部，拇指指腹置于丰隆穴处，点揉丰隆穴，以局部有酸胀感为度，点揉1~2分钟（图3-2-52）。

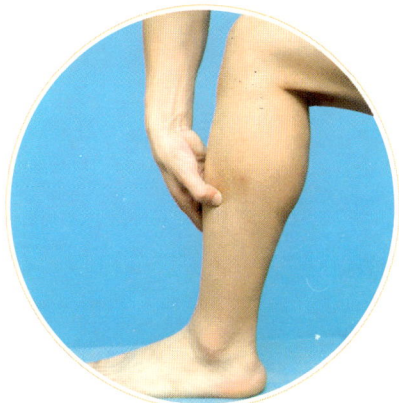

图 3-2-52　点揉丰隆穴

导引法

八段锦之左右开弓似射雕

动作（图3-2-53）

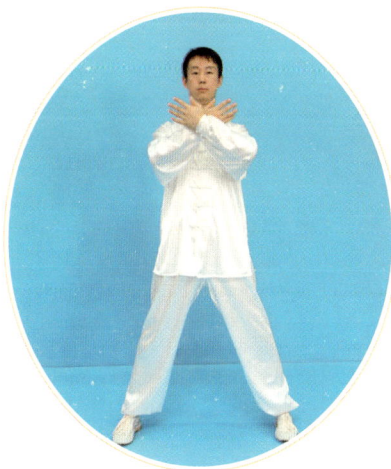

a

①左脚向外侧横跨一步，与肩同宽，成马步。上身正直，两臂平屈，在胸前交叉，两掌向上，左手在外。

②两手半握拳，左手食指与拇指成八字形撑开，目视左手食指，左手缓缓平推向左侧，左臂伸直，吸气，头随手转向左侧。同时，右臂屈肘向右拉回，止于右胸如拉弓状，拳心向上。

③然后还原成预备式，呼气。继续动作同前，唯左右相反。

④如此反复左右各3~4遍。

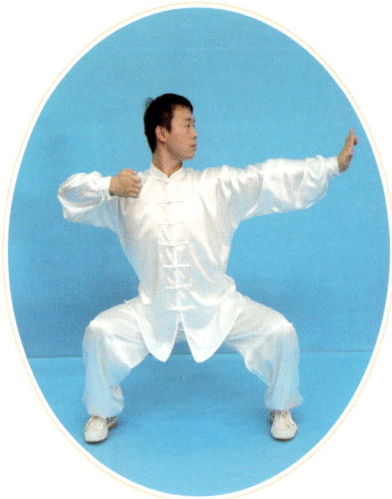

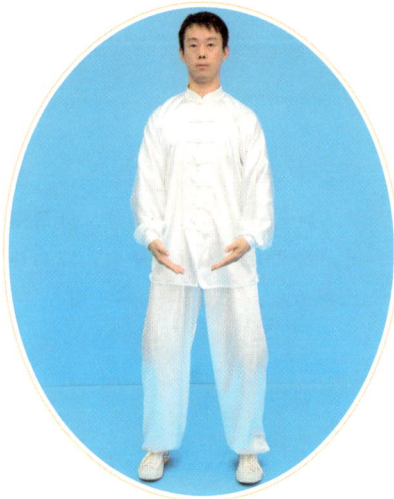

b   c

图 3-2-53　左右开弓似射雕

要领　身体保持正直，开弓时肘部要抬平，开弓手需松肩、展臂，食指向上，拇指斜向上，有麻胀感。同时配合呼吸，开弓时吸气，放松还原时呼气。

功用　此段功法通过扭动头部及扩胸运动，可舒展胸部肌肉，疏通胸部血脉，改善心胸血液循环，缓解咳嗽症状，并防止反复发作。

打坐清肺式

动作（图 3-2-54）

①盘腿坐位，双手自然相叠于丹田处，闭口，舌抵上腭，全身放松，排除杂念，调整呼吸为缓慢深长，使吸入气体充分在鼻中过滤，自觉洁净清气吸入肺中。

②再缓缓呼气，自觉肺中浊气、邪气从鼻排出，并从背部、胸部散出，呼气结束时自觉口中唾液充盈，轻轻咽下，自觉唾液浸润咽喉、气管、肺部。

③如此反复，使清气和浊气、邪气充分新陈代谢，持续10~20分钟。

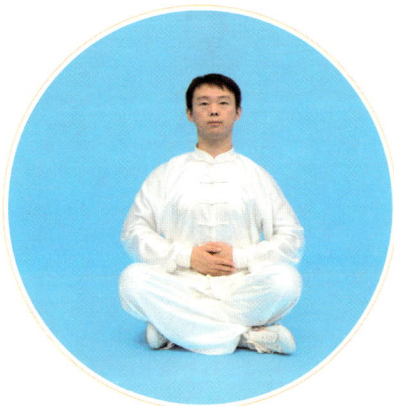

图 3-2-54　打坐清肺式

要领 意守丹田，吸气时自觉丹田之力使清气充分下降，浸润全身脏腑，呼气时亦是由丹田之气推动而出，不必强求唾液充盈，轻轻咽下即可。

功用 打坐清肺式可以调节呼吸，帮助机体排出浊气、邪气，清洁肺脏，达宣肺祛邪止咳之功。

康复训练法

咳嗽的康复锻炼分为发作期和缓解期，发作期一般用扩胸运动等相对运动量小的方法，缓解期可加大运动量，以增强心肺功能，如慢跑、游泳等。

扩胸运动

动作

▶ 箭步站立位，双臂伸直双掌合于胸前，掌面相对，手臂与肩平行，吐气，双臂用力向两侧至背后扩展，保持4秒后，放松。重复此动作10次（图3-2-55）。

要领 呼吸宜均匀，动作不宜过快，幅度适当，防止拉伤肌肉。

功用 可调整呼吸，有效地消除肺部因疾患而造成的压抑、不适感，增强心肺功能。

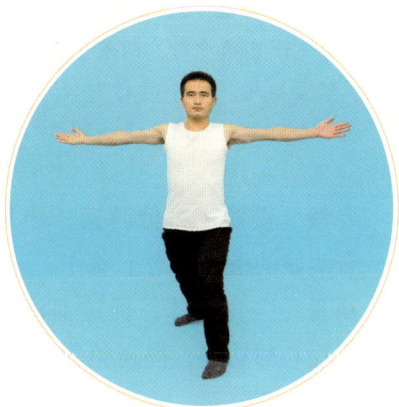

图 3-2-55 扩胸运动

慢跑

动作

◀ 身体向前，保持正直（不可前倾后倒），脚尖自然落地，每一个动作都放松，手臂放低并向前摆动，手臂与肩膀向后扩以展开胸部使呼吸顺畅，臀部收在身体正下方（跑步时感觉臀部在身体下方滚动），头部向前，并保持在肩膀正上方，不左右偏（图3-2-56）。

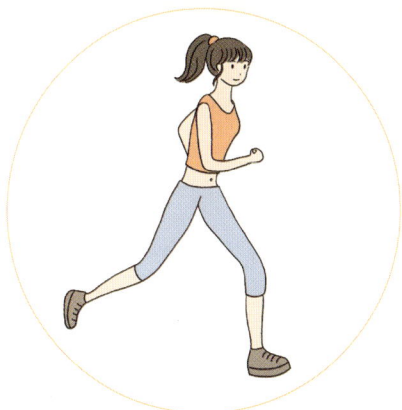

图 3-2-56 慢跑

要领　放松动作，调整呼吸约为 2~3 步一呼，2~3 步一吸，速度依个人而定，穿运动衣、运动鞋，做好防风、防寒工作，选择空气较好，风力较小或无风的天气锻炼，以免在康复锻炼时损伤肌肉或复感风寒。跑步结束后注意避风，适当休息，沐浴。

功用　强身健体，促进新陈代谢、血液循环，增强心肺功能，达到防止感冒的目的。

游泳（蛙泳）

动作

▶　两臂划水同时双腿放松，收手时收腿，两臂前伸腿蹬水，臂腿伸直稍滑行，两臂划水时头部慢抬起，伸手滑行时慢呼吸。每次 30 分钟（图 3-2-57）。

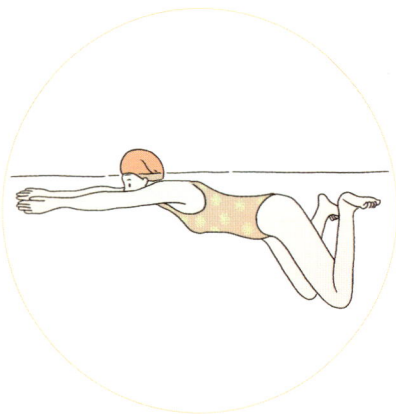

要领　慢频率、低游速、小划臂，有明显的滑行与滑下动作。

图 3-2-57　蛙泳

功用　强身健体，促进血液循环，增强心肺功能，提高免疫力，达到防止感冒的作用。

自我调护

（1）注意气候变化，防寒保暖，及时增添衣物及口罩等。

（2）注意远离烟尘、污染，污染天气或者疾病流行期减少外出运动。

（3）调节饮食，少食油腻、辛辣。

（4）减少吸烟或戒烟可有效缓解病情、预防疾病。

（5）内伤咳嗽者因查明病因或原发病，针对性治疗方可治病求本。

（樊炜骏）

泄　泻

概述

　　泄泻是一种常见疾病，是指排便次数明显超过平日习惯的频率，每日可达三五次或十数次以上，粪质稀薄，或含有未消化食物，水分增加，甚至泄如水样或带有脓血为主要表现的病症。本病高发于夏秋两季，饮食所伤、感受外邪，情志不舒或脾肾阳虚等均可为其诱因，并时伴有排便急迫感、肛门不适、大便失禁等症状。泄泻一般预后良好，但泄泻次数过多或时间过久，可造成体内脱水、电解质紊乱等，严重者可危及生命。

病因病机

　　泄泻主要病因有饮食所伤、感受外邪、情志不舒、脾肾阳虚等。脾虚湿盛、胃肠功能失调为其病机。感受之外邪主要以湿邪为主，内因则主要以脾虚为主。暴泻多为实证，多因湿盛困脾或饮食所伤。久泻多为虚证，多因脾虚不能运化而生湿，或肝气乘脾、肾阳虚衰导致脾不能运化而泄泻。

自我按摩法

自我按摩可以有效缓解泄泻、腹痛等症状。
基本治法：主要以健脾和胃祛湿为主。

摩腹部

　　▶ 平卧于床上，双膝双髋微屈，使腹壁充分放松，双手搓热，叠掌，掌心置于腹部，绕肚脐缓慢摩腹部，暴泻者顺时针，久泻者逆时针，以自觉腹内舒适、温暖为宜，摩3~5分钟（图3-2-58）。

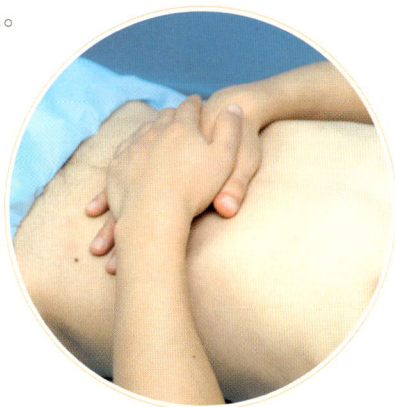

图3-2-58　摩腹部

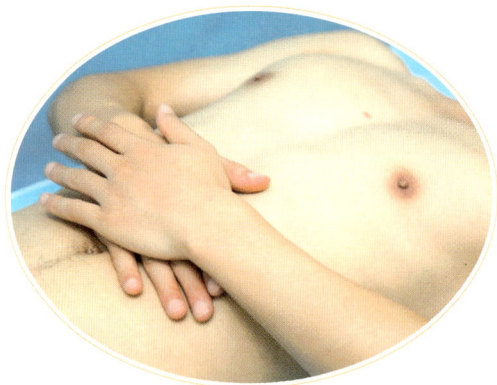

图 3-2-59　按中脘、神阙穴

按中脘、神阙穴

◀　平卧于床上，双膝双髋微屈，使腹壁充分放松，双手搓热，叠掌，掌心置于中脘穴处，轻施压力按住穴位，以自觉热力传入穴位深处为宜，神阙穴亦然，按2~3分钟（图3-2-59）。

搓胃经

▶　坐于床上，一侧腿屈曲，同侧手掌掌心或用四指搓胃经在小腿上循行的部位，可在足三里、上巨虚、下巨虚处着重揉搓，也可在该穴位处加以点揉法，对侧亦然，力度适中，搓3~5分钟（图3-2-60）。

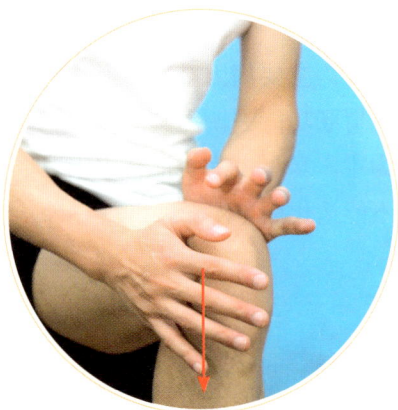

图 3-2-60　搓胃经

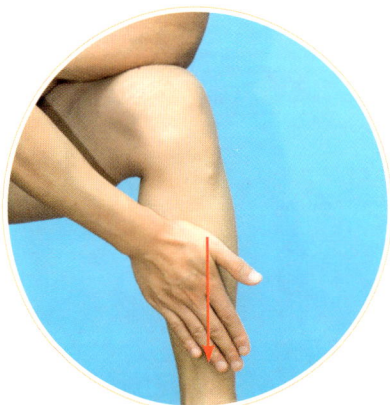

图 3-2-61　搓脾经

搓脾经

◀　坐于床上，一侧腿屈曲，对侧手掌掌心或四指搓脾经在小腿上循行的部位，可在三阴交、地机、阴陵泉处着重揉搓，也可在该穴位处加以点揉法，对侧亦然，力度适中，搓3~5分钟（图3-2-61）。

随症加减

久泻腰膝酸软者加点按涌泉穴；泄泻随情绪波动加重者加擦肋部、横擦膻中穴；久泻腹部四肢寒冷者加按气海、关元穴。

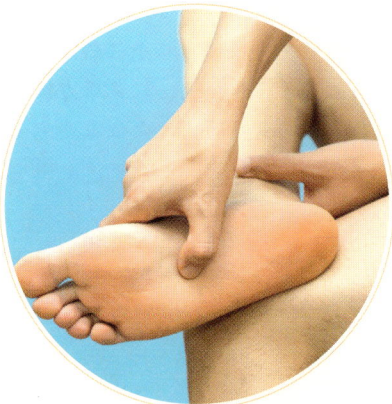

图 3-2-62　点按涌泉穴

点按涌泉穴

◀　坐位或盘腿坐于床上，一手握住同侧足部，大拇指置于涌泉穴处，其余四指垫于足背，拇指指腹点按涌泉穴，以局部酸胀感为度，对侧亦然，点按1~2分钟（图3-2-62）。

擦肋部

▶　取端坐位，双手分别置于同侧肋部，用手掌掌心擦两侧肋部，以透热为度，擦1~2分钟（图3-2-63）。

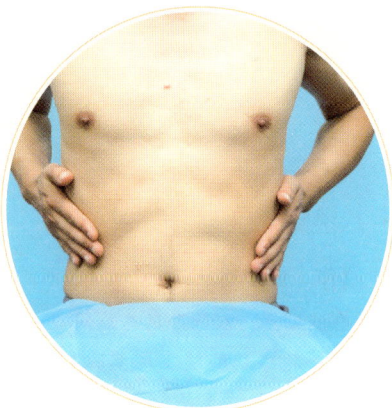

图 3-2-63　擦肋部

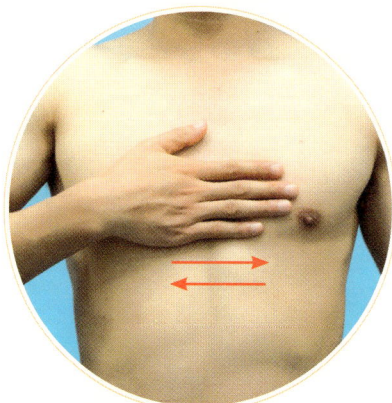

图 3-2-64　横擦膻中穴

横擦膻中穴

◀　取仰卧位或坐位，全手或一手食指、中指、无名指指腹三指置于膻中穴处，横擦膻中穴，以局部透热为度，擦1~2分钟（图3-2-64）。

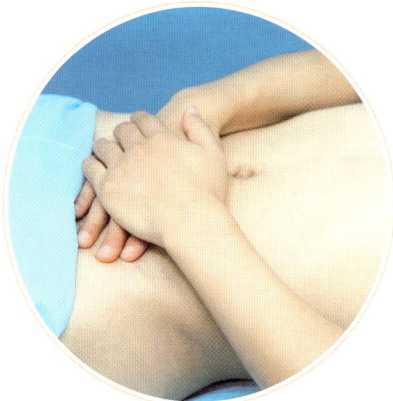

按气海、关元穴

◀ 平卧于床上，双膝双髋微屈，使腹壁充分放松，双手搓热，叠掌，掌心置于气海穴处，轻施压力按住穴位，以自觉热力传入穴位深处为宜，关元穴亦然，按2~3分钟（图3-2-65）。

图 3-2-65　按气海、关元穴

导引法

八段锦之调理脾胃须单举

动作（图3-2-66）

①自然站立，双脚距离与肩同宽。

②两手抱球状缓缓上托至肚脐部，左手缓缓自体侧上举至头，翻转掌心向上，指尖向右。

③掌根用力向上托举，同时右手下按，此时左右手分别向上向下相对用力，身体舒展。

④最后双手沿原姿势返回起势。左右互换，动作一致，反复十余次。

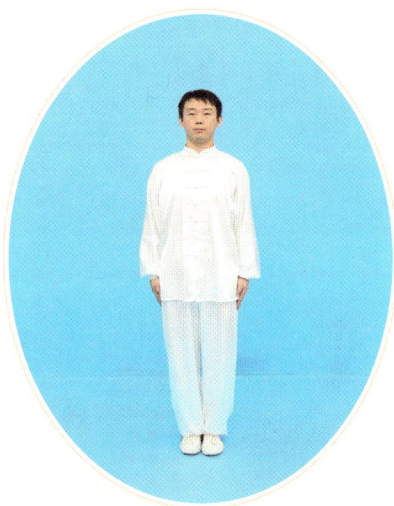

a

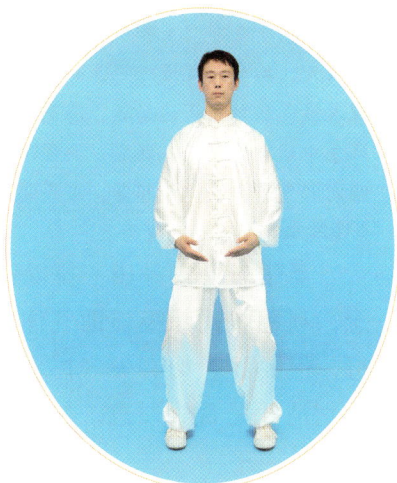
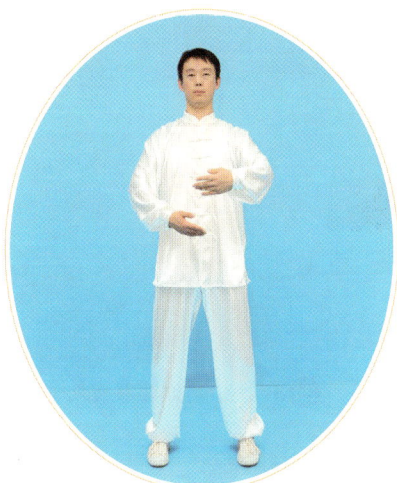

b   c

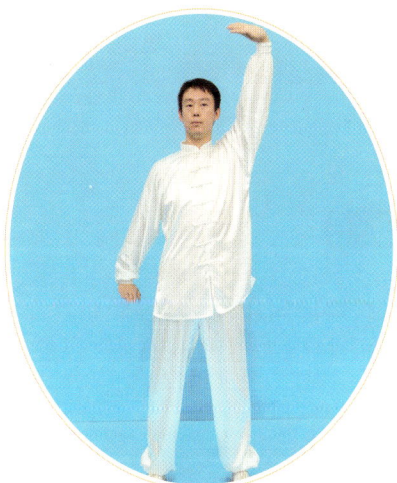
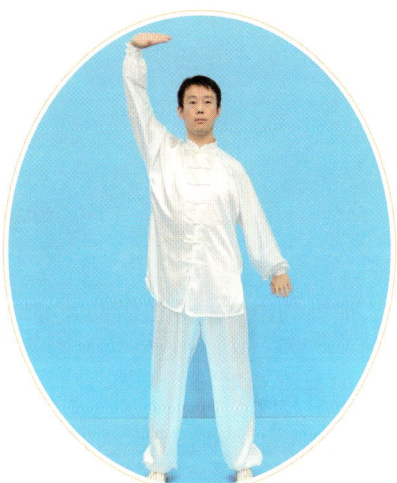

d   e

图 3-1-66 　八段锦之调理脾胃须单举

要领　左右手对拉时身体舒展，尽量拉伸，但身体不要倾斜，保持正直。

功用　通过双手带动胸腹，调整内脏气机，调理脾胃功能，缓解泄泻症状。

仰卧调腑式

动作（图 3-2-67）

①仰卧于床上，枕头调节至舒适为宜，口眼轻闭，舌抵上腭，屈髋屈膝，双足轻踩于床面，使腹壁充分放松。

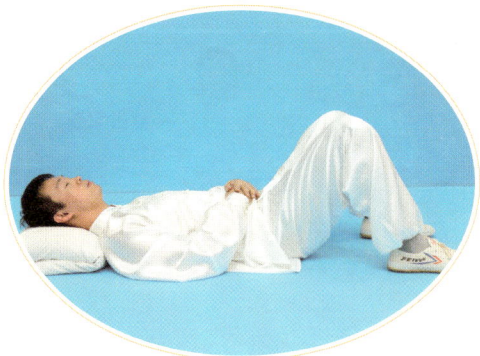

图 3-2-67　仰卧调腑式

②双手叠掌，呈扣碗状，扣于神阙穴处，均匀、缓慢呼吸，意念控制吸入清气从肺中下达肠腑，温润之气从手中通过肚脐进入肠腑，共同清除肠内邪气、积滞、湿邪等，矢气得出后自觉六腑清洁通畅者为宜。

要领　意守丹田，排除杂念，利用腹式呼吸辅助气体运行，但要注意如有矢气感，须分别清楚是否为便意，如为便意，应及时排便。

功用　仰卧调腑式可以调节呼吸，通调腑气，健脾祛湿，而达止泻之功。

康复训练法

泄泻的康复锻炼可借助健身球锻炼，来缓解泄泻症状，增强腹肌。

健身球康复法

动作（图 3-2-68）

①双膝跪地，双脚交叠，双手相握与两肘成三角形，支撑在健身球上，让身体保持稳定。

②背部保持平板，大腿与地面成40°～45°，感觉腹部的核心肌群收紧。保持身体稳定，将小腿交替抬起。训练强度：20 次为一组，每次做 5~10 组。

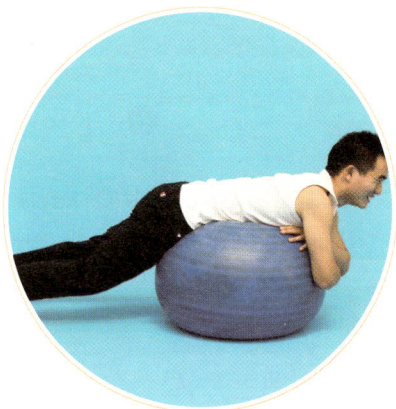

图 3-2-68　健身球康复法

要领　做动作时要沉肩，不要塌腰，让背部成为一个平板。动作不可过猛，防止引发泄泻症状。

功用　健身球康复法可按摩腹部，锻炼腹肌，缓解泄泻症状。

自我调护

（1）饮食有节，不暴饮暴食，也不贪凉或食不洁之物。

（2）调节情绪，保持乐观。

（3）注意保暖，尤其是腹部。

（4）已发病者注意及时补充体内水分、电解质等，可适当饮用温盐水或运动功能饮料，并以流质或半流质饮食为主，以养护胃气。

（樊炜骏）

眩　晕

概述

眩晕是因机体对空间定位障碍而产生的一种自身或外界物体的运动性或位置性幻觉。眩晕涉及多个学科，是临床上的常见病症，超过 20% 的人经历过眩晕，轻者闭目即止，重者可伴有恶心、呕吐、汗出，甚至昏倒等症状。目前西医学认为本病主要是由前庭系统病变引起或全身系统性疾病引起。中医学认为，眩晕的病因主要是风、火、痰、虚，病机多为本虚标实、虚实夹杂，主要责之于肝、肾、脾。

病因病机

西医学认为前庭系统的内耳迷路或前庭部分、前庭神经颅外段（在内听道内）病变，导致的周围性眩晕为主要病因，前庭神经核、脑干、小脑和大脑颞叶病变引起的中枢性眩晕，全身系统性疾病如眼部疾病、贫血、血液病、心功能不全、感染、中毒及神经功能失调等亦可引起眩晕。中医学认为眩晕多因虚而发，气血不足、肝肾亏虚、髓海失充皆可致眩晕，此属虚证；肝阳上亢、痰浊中阻及瘀血阻络等所致眩晕属于实证。如肾精不足，则主骨

153

生髓失司，髓海失充，发为眩晕。肾虚则水不涵木，肝阳上亢，上扰头目，亦可发为眩晕。

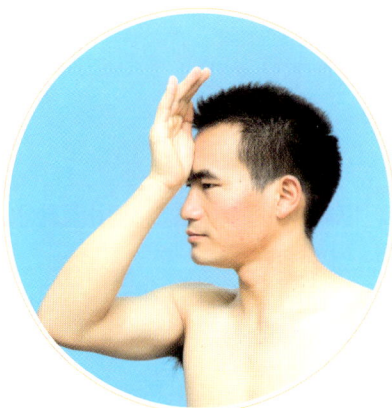

图 3-2-69　按揉前额

按揉前额

◀　用手大鱼际按揉前额100次，力度适中（图3-2-69）。

按揉印堂穴

▶　用中指罗纹面按揉印堂穴100次，力度适中（图3-2-70）。

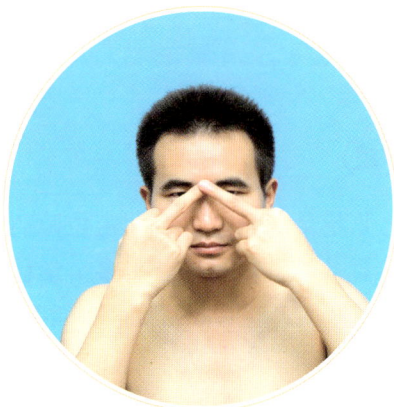

图 3-2-70　按揉印堂穴

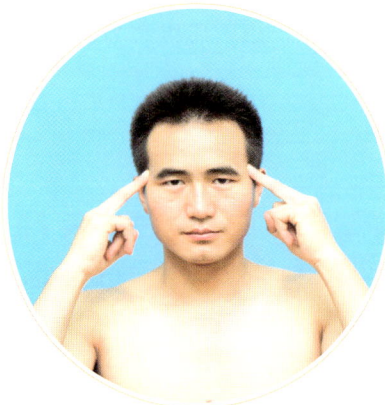

图 3-2-71　按揉太阳穴

按揉太阳穴

◀　用两手食指罗纹面同时按揉太阳穴左右同时各100次，力度适中（图3-2-71）。

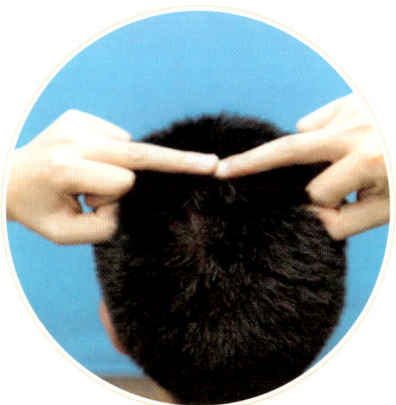

图 3-2-72　按揉百会穴

按揉百会穴

◀　用中指罗纹面按揉百会穴
100 次，力度适中（图 3-2-72）。

按揉风池穴

▶　用两手拇指罗纹面同时按揉风
池穴左右同时各 100 次，力度适中（图
3-2-73 ）。

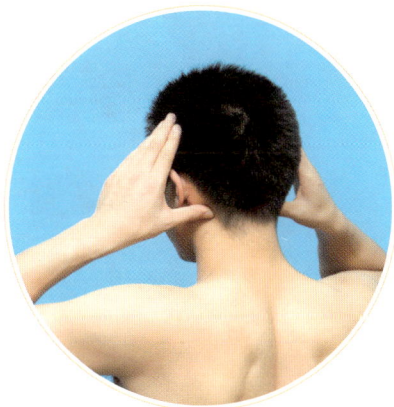

图 3-2-73　按揉风池穴

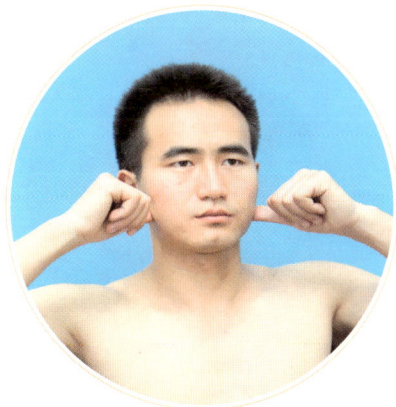

图 3-2-74　按揉翳风穴

按揉翳风穴

◀　用两手拇指指端同时按揉翳
风穴左右同时各 100 次，力度适中
（图 3-2-74 ）。

155

◉ 按揉内关穴

▶ 用拇指罗纹面按揉内关穴左右各100次，力度适中（图3-2-75）。

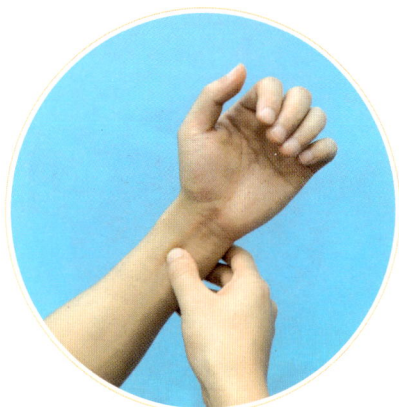

图 3-2-75　按揉内关穴

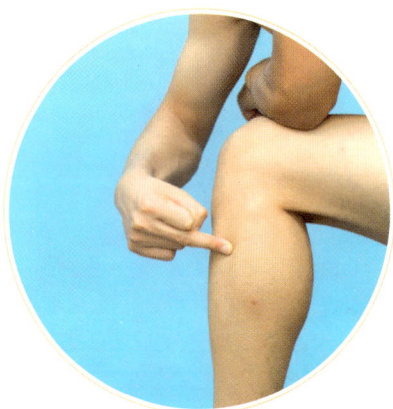

图 3-2-76　按揉足三里穴

◉ 按揉足三里穴

◀ 用中指指端按揉足三里穴，左右同时各100次，力度适中（图3-2-76）。

◉ 按揉太冲穴

▶ 用拇指指端按揉太冲穴左右各100次，力度适中（图3-2-77）。

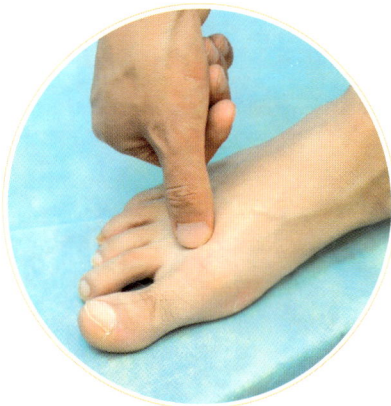

图 3-2-77　按揉太冲穴

导引法

太极拳云手

动作

▶ 站好马步，眼睛注视右前方，身体重心转移至右腿上，身体向右转，左脚尖里扣。左手经腹前向右上划圈至右肩前，手心斜向后，同时右手变掌，手心向右前，眼看右手（图3-2-78）。

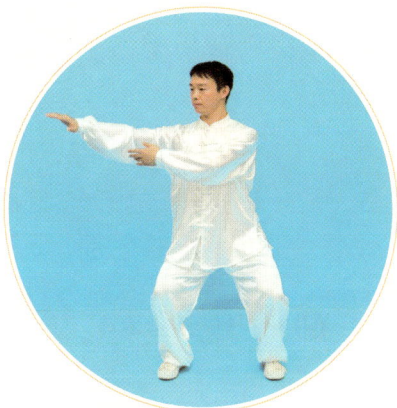

图 3-2-78　马步

◀ 重心缓慢左移，左手掌心向内，向上经头前向左侧划大弧，随之掌心向下变俯掌；同时右手紧随，向下经腹前向左下划弧变仰掌与左手上下相对；顺势上体左转，屈左膝，右脚向左脚内侧跟进成跟步，眼看左手（图3-2-79）。

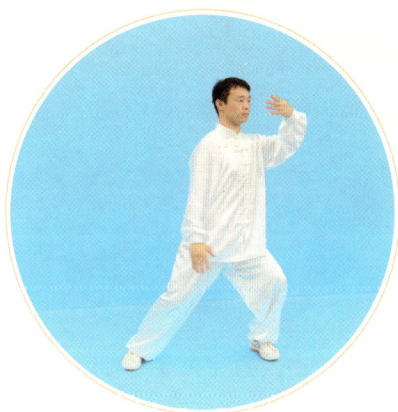

图 3-2-79　重心左移

▶ 上部身体继续左转，肘微沉，右手逆缠，右手的位置大约在右肩前外20~30cm处。掌心斜向前下方。这时有肘要松沉、发挤靠劲，手掌外侧意在其右上方（图3-2-80）。

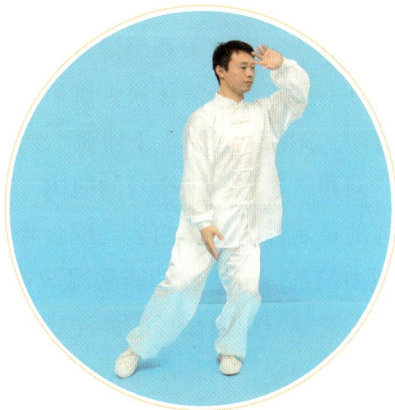

图 3-2-80　上身左转

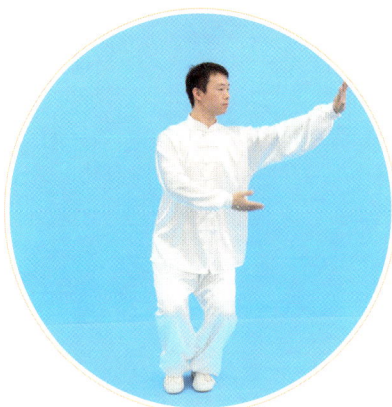

◀ 重心缓慢右移，上部身体开始右转；同时右手经胸前向右划大弧到右侧，高过肩，顺势左手紧随，经小腹向右划弧与右手上下相对。这时右肩肘要出挤靠劲，身体保持中正（图3-2-81）。

图 3-2-81　重心右移

▶ 左脚向左跨出一步，前脚掌先着地，脚尖向前，重心徐徐左移，左手掌心向内，向上经头前向左划大弧，随之拳心向下变俯掌，同时右手紧随，向下经腹前向左手肘下划弧变仰掌与左手上下相对；顺势上体左转，屈左膝，右脚向左脚内侧跟进成跟步，眼看左手（图3-2-82）。

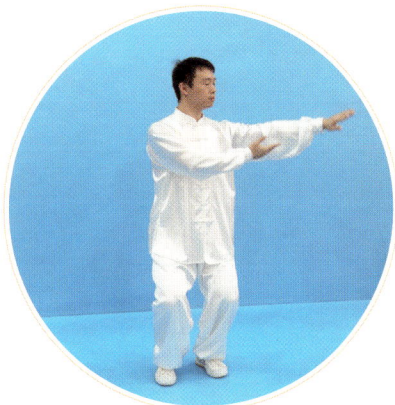

图 3-2-82　左跨步

要领　速度应柔和缓慢，圆活连贯。自然呼吸、心静体松、力求动作标准。立身中正，心静体松，沉肩垂肘，以腰为轴，步随身换，点起点落，虚实分明，圆活自然，上下协调，周身一家。

功用　通过调动全身的肌肉、关节，改善肢体的灵活性和协调性，增强肢体的稳定性。肢体的运动配合呼吸使腹肌、膈肌得到充分的锻炼，改善呼吸肌力量，调节心肺功能状况改善了血液流变学和椎动脉血液动力学环境，增加了对脑组织微循环的灌注。"心静体松"，这种特点有助于人体自主神经系统功能稳定，消除血管痉挛，扩张血管，增加椎－基底动脉供血，从而达到预防眩晕发作的作用。

康复训练法

康复训练法原则以前庭功能锻炼为主。康复训练强度和时间视患者的耐受程度决定，加强保护，防止患者跌倒。训练方式包括头眼训练、平衡训练及行走训练 3 种。

一、头眼训练

⊛ 转头注视

动作

▼ 坐位，一手于头正前方持物，转头 45°，转头时注视手持物，逐渐增快转头速度，重复 15~20 次，每日 2~3 次（图 3-2-83）。

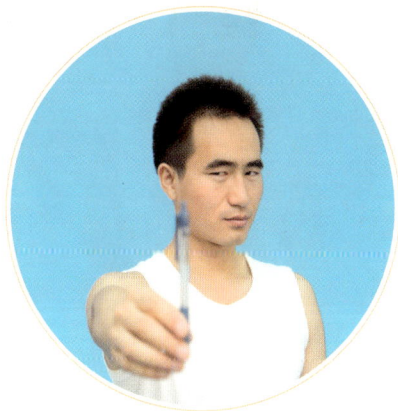
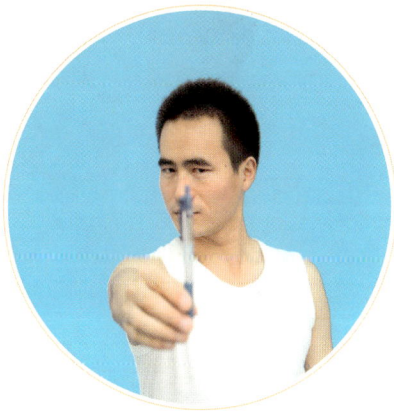

a. 左转头注视　　　　　　　　　　　　　b. 右转头注视

图 3-2-83　转头注视

要领　躯体保持中立位，手持物勿随转头移动，尽量保持视物清晰。
功用　改善头动时产生的视物模糊和头晕等症。

⊛ 水平转头

动作

▼ 坐位，转头后短时间注视左或右侧的物体，然后注视中心位置物体 5 秒。重复 15~20 次，每日 2~3 次（图 3-2-84）。

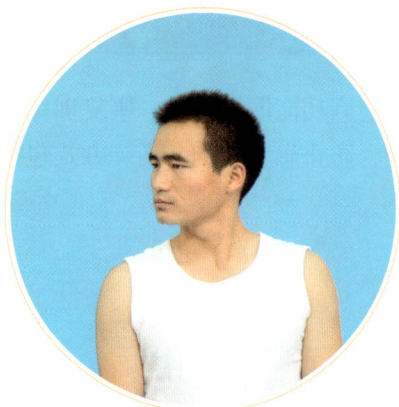

a. 右视

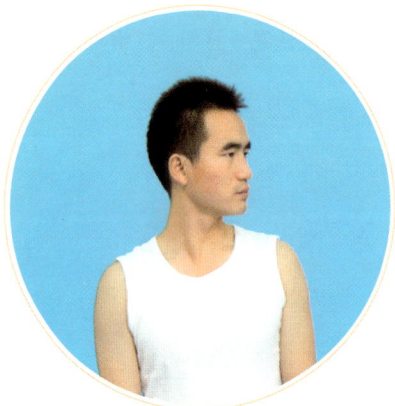

b. 左视

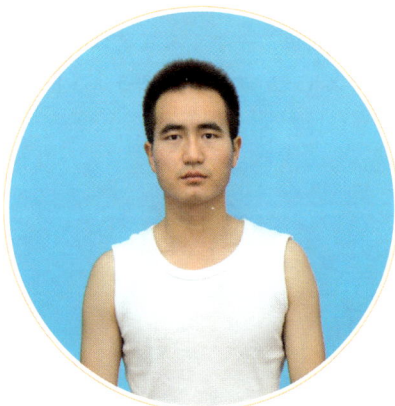

c. 前视

图 3-2-84　水平转头

要领　躯体保持中立位，转头先慢后快。

功用　改善头动时产生的视物模糊和头晕等症。

头垂直运动

动作

▼　坐位，低头、仰头重复 15~20 次，每日 2~3 次（图 3-2-85）。

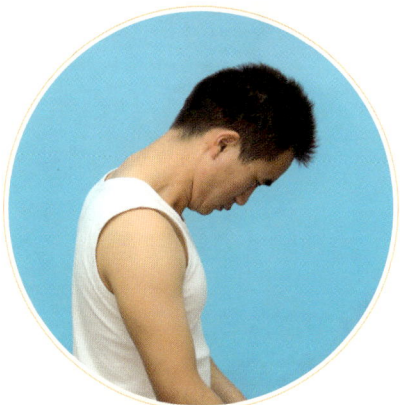

a. 低头

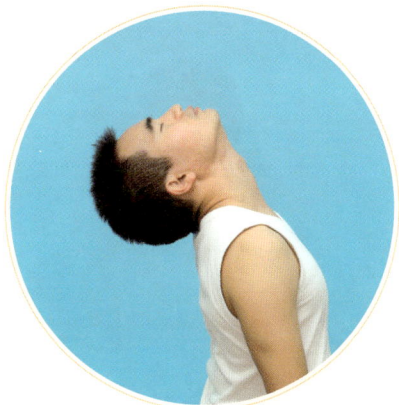

b. 仰头

图 3-2-85　头垂直运动

要领　躯体保持中立位，转头先慢后快。

功用　改善头动时产生的视物模糊和头晕等症。

⑤ 头斜向垂直运动

动作

▼　坐位，左转头低头、仰头，然后右转头低头、仰头，左右各重复15~20次，每日2~3次（图3-2-86）。

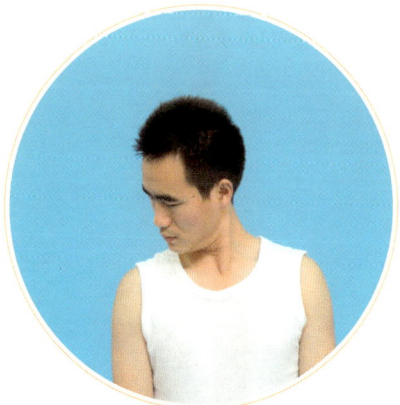

a. 右低头

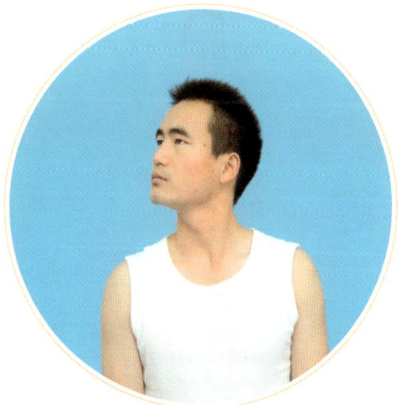

b. 右仰头

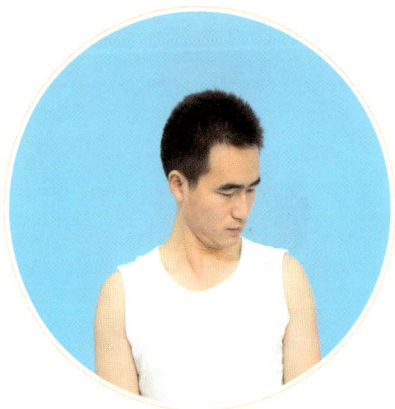
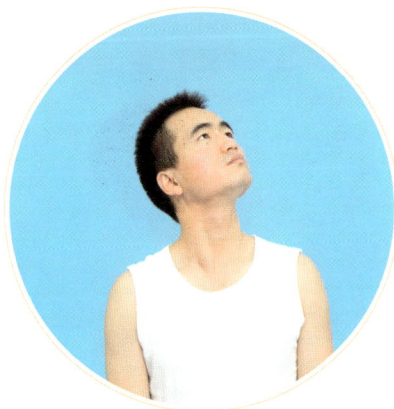

c. 左低头   d. 左仰头

图 3-2-86   头斜向垂直运动

要领 躯体保持中立位。

功用 改善头动时产生的视物模糊和头晕等症。

二、平衡训练

静态站立

动作

▼ 双脚并拢站立，如维持平衡困难则加大双脚间距至能维持平衡，保持平衡 10~15 分钟，每日 2~3 次。双脚并拢站立能维持超过 1 分钟则停止该项练习（图 3-2-87）。

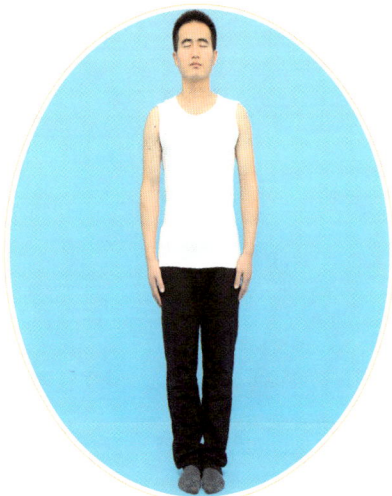
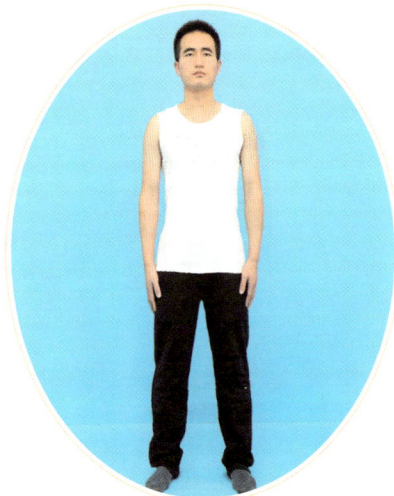

a   b

图 3-2-87   静态站立

要领 先睁眼练习，待达到并拢站立维持平衡 1 分钟后，开始闭眼练习，如维持平衡困难，同睁眼练习，加大双脚间距。

功用 改善行走时产生的视物模糊和头晕等症，提高姿势稳定性。

强化静态站立

动作

► 双臂抱拢，双脚并拢站立，如维持平衡困难则加大双脚间距至能维持平衡，保持平衡 10~15 分钟，每日 2~3 次。双脚并拢站立能维持超过 1 分钟则停止该项练习（图 3-2-88）。

要领 先睁眼练习，待达到并拢站立维持平衡 1 分钟后，开始闭眼练习，如维持平衡困难，同睁眼练习，加大双脚间距。双脚前后并拢站立能维持超过 1 分钟则停止该项练习。

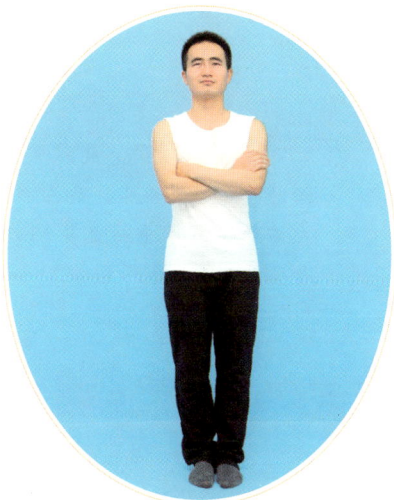

图 3-2-88　强化静态站立

功用 改善行走时产生的视物模糊和头晕等症，提高姿势稳定性。

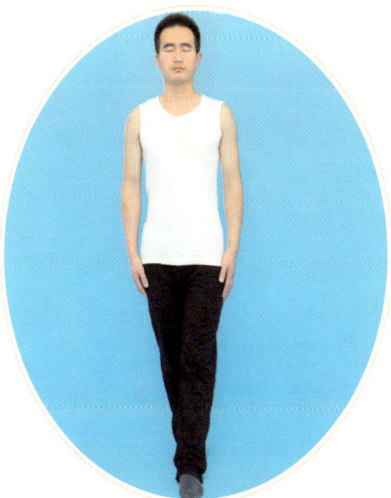

图 4-2-89　趾踵站立

趾踵站立

动作

◄ 双脚前后站立，如维持平衡困难则加大双脚间距至能维持平衡，保持平衡 10~15 分钟，每日 2~3 次（图 3-2-89）。

要领　先睁眼练习，待达到双脚前后站立维持平衡 1 分钟后，开始闭眼练习，如维持平衡困难，同睁眼练习，加大双脚间距。

功用　改善行走时产生的视物模糊和头晕等症，提高姿势稳定性。

踝关节摆动站立

动作

▶ 闭眼直立，先以踝关节为轴，前后移动重心，后左右摆动，左右脚交互承重。重复 15~20 次，每日 2~3 次（图 3-2-90）。

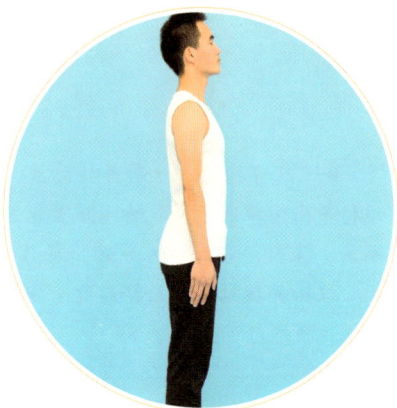

a. 闭眼直立

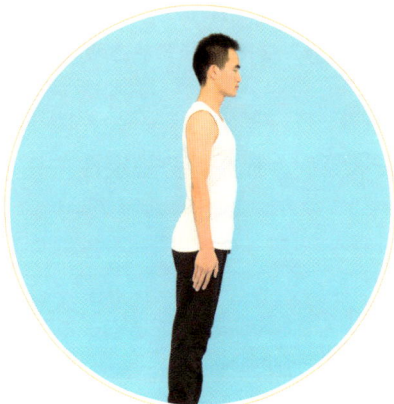

b. 前移重心

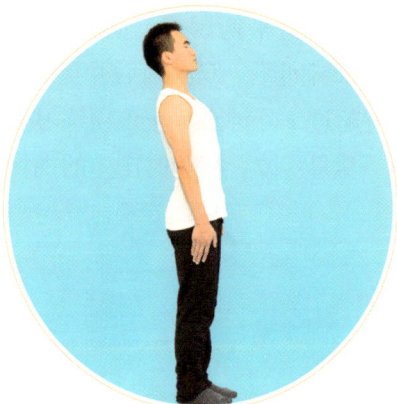

c. 后移重心

图 3-2-90　踝关节摆动站立

要领　摆动过程中勿屈髋，靠墙练习或有人扶持以防跌倒。

功用　改善行走时产生的视物模糊和头晕等症，提高姿势稳定性。

掷球站立

动作

▼ 直立，双臂平伸，双手握球，双臂顺时针画圈，头眼随球移动重复 15~20 次，后反方向重复此次动作，每日 2~3 次（图 3-2-91）。

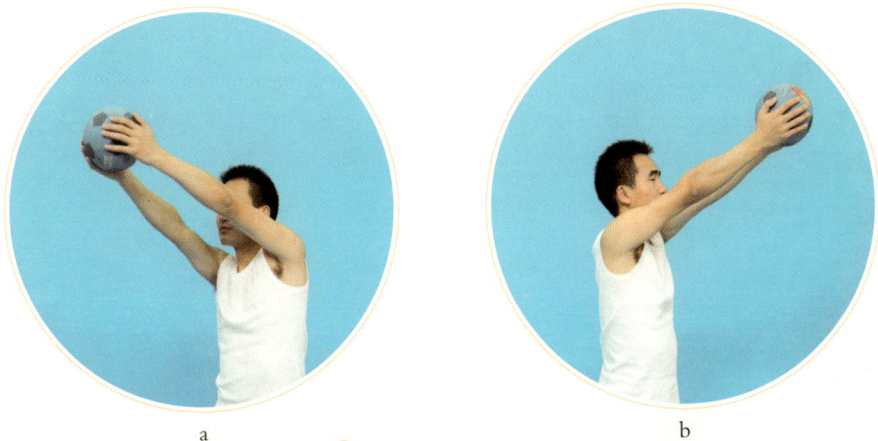

图 3-2-91　掷球站立

要领　动作连续、平滑，如出现头晕则暂停练习，待症状减轻后练习。

功用　改善行走时产生的视物模糊和头晕等症，提高姿势稳定性。

环形摆动

动作

▼ 睁眼直立，直视前方物体，身体以踝关节为轴，环形画圈，开始画小圈，逐渐增加半径。环形摆动 10~25 圈后反向摆动 10~25 圈，每日 2~3 次。睁眼练习熟练后闭眼练习（图 3-2-92）。

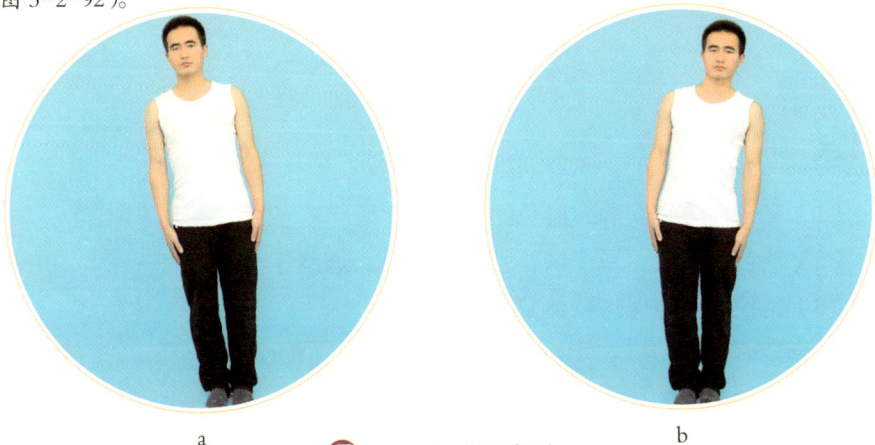

图 3-2-92　环形摆动

要领 注意力集中在足底与地面的接触感，摆动时勿屈髋、移动位置。靠墙练习或有人扶持以防跌倒。

功用 改善行走时产生的视物模糊和头晕等症，提高姿势稳定性。

走动

动作

▼ 正常速度走动，三步一转头，左右交替，三步上下动头，重复转头 10~15 次，每日 2~3 次（图 3-2-93）。

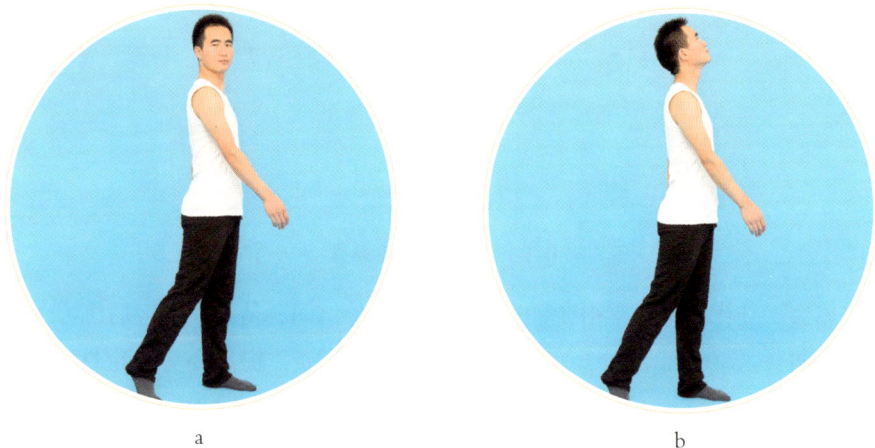

a   b

图 3-2-93 走动

要领 开始时在长的走廊较为适宜，靠墙练习或有人扶持以防跌倒。

功用 改善行走时产生的视物模糊和头晕等症，提高姿势稳定性。

自我调护

（1）室内环境宜安静、避免噪音干扰。

（2）饮食宜清淡，忌辛辣、肥腻、生冷、烟酒等物。

（3）精神调养应保持精神宁静、愉快。

（田少飞）

失　眠

概述

　　失眠是以睡眠障碍为特征的疾病，症状主要有失眠表现即入睡困难、入睡时间大于 30 分钟，睡眠质量下降，夜里觉醒次数 ≥ 2 次、早醒，睡眠总时间减少，通常不超过 6 小时。约 30%~40% 的成年人有失眠的经历，睡眠障碍对患者白天的正常工作、生活、学习和健康具有明显的影响。中医学认为，失眠主要表现为目不瞑，病位主要在心，与肝、脾、肾的关系密切。

病因病机

　　关于失眠的病因，目前其机制尚不明确。有学者认为失眠的发病机制与睡眠 – 觉醒周期密切相关，在临床上发现其病因都可以溯源为某一个或长期事件导致了大脑调节睡眠功能的睡眠 – 觉醒周期发生紊乱，从而引发失眠。中医学认为，失眠一证，病因以情志失常为主，易与饮食、劳逸及体质有关，因心主神，神不安则夜不寐。病机总属阳盛阴衰，阴阳失交。

自我按摩法

◎ 擦涌泉穴

　　▶ 用手小鱼际肌部摩擦涌泉穴，左右交替，力度适中，温热为宜，早晚各 100 次（图 3-2-94）。

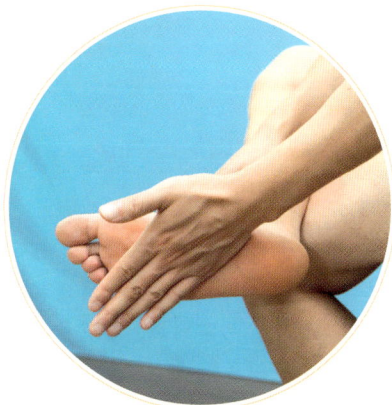
图 3-2-94　擦涌泉穴

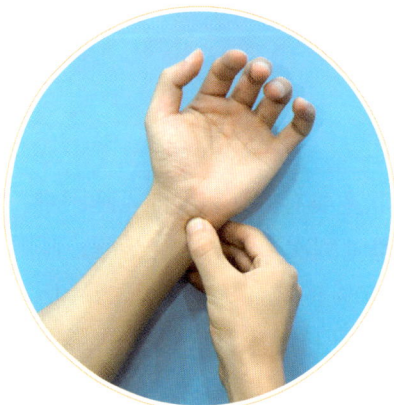

图 3-2-95　按揉神门穴

按揉神门穴

◀ 用拇指罗纹面按揉神门穴，力度适中，酸胀为宜，左右各100次（图3-2-95）。

按揉三阴交穴

▶ 用拇指罗纹面按揉三阴交穴，力度适中，酸胀为宜，左右各100次（图3-2-96）。

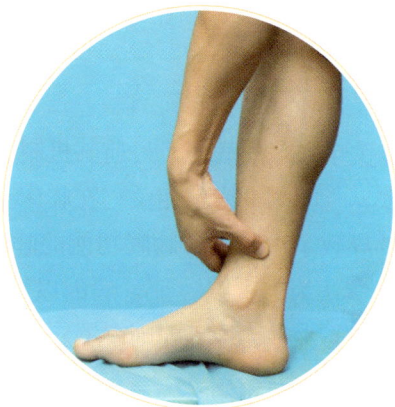

图 3-2-96　按揉三阴交穴

导引法

六字诀之"呵"心气诀

动作

▼ 两脚平行站立，与肩同宽。两臂从侧前方自然抬起，松肩，沉肘，腕自然，手心向上。微屈膝下蹲，同时两肘慢慢相靠呈捧掌，两臂徐徐上抬至中指与下颌齐平，两肘外展与肩同高，两掌内翻，掌背相靠，缓缓下叉，同时口吐"呵"字音。两掌下叉至与肚脐齐平时，微屈膝下蹲，两掌内旋缓缓向外拨出，两掌外旋呈捧掌，重复上述动作。如此反复6遍（图3-2-97）。

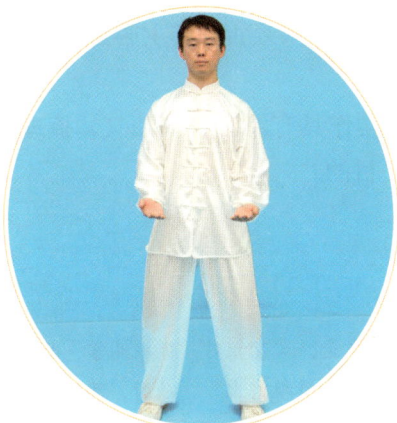

a

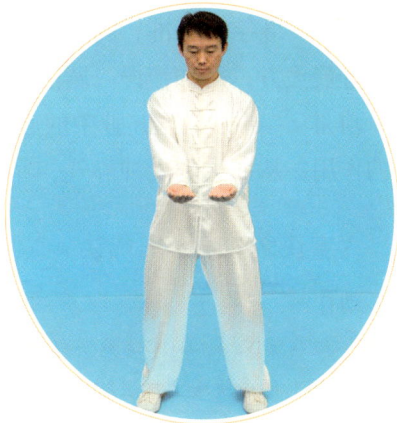

b

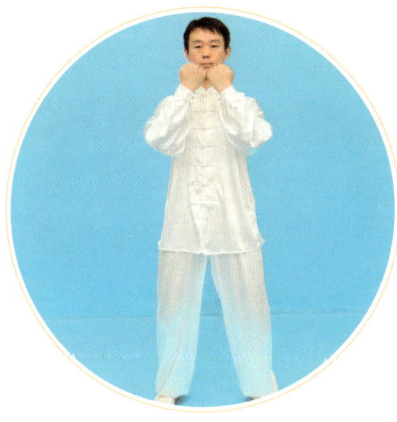

c

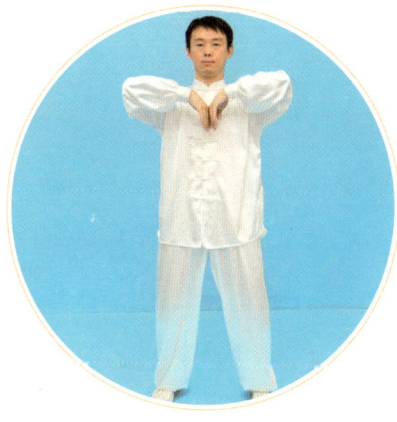

d

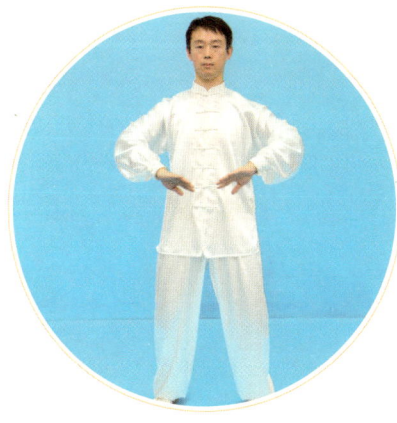

e

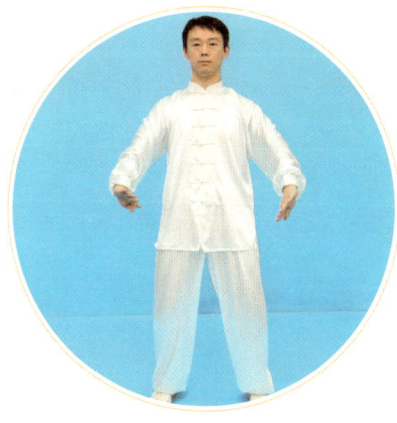

f

图 3-2-97 "呵"心字诀

要领 吐字要标准，"呵"字音呼气时，气息主要经舌面与上腭之间呼出。动作舒展大方，柔和缓慢，圆活自如。

功用 "呵"字与五脏中的心相应，本动作具有泄出心脏浊气，梳理心经的作用，从而达到凝神静气、养心安神之目的。

六字诀之"嘻"三焦诀

动作

▼ 微屈膝下蹲，两掌环抱，自然下落于体前。内旋，掌背相对，目视两掌，两膝缓缓伸直，同时两手缓缓上提经胸至面，分掌外开并上举，目视前上方，屈肘，两手收至胸前与肩同高，掌心向下，屈膝下蹲同时口吐"嘻"字音，两掌缓缓下按至肚脐前后顺势外开至左右髋旁约15cm处，掌心向外，指尖向下，两臂靠拢，掌背相对。如此反复6遍（图3-2-98）。

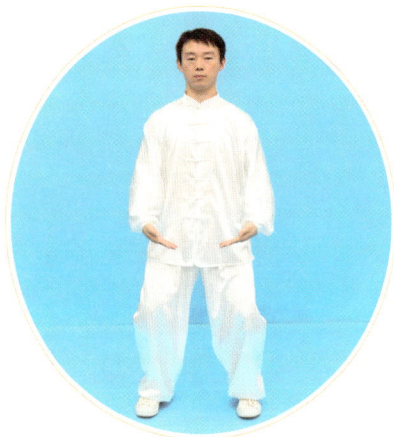

a

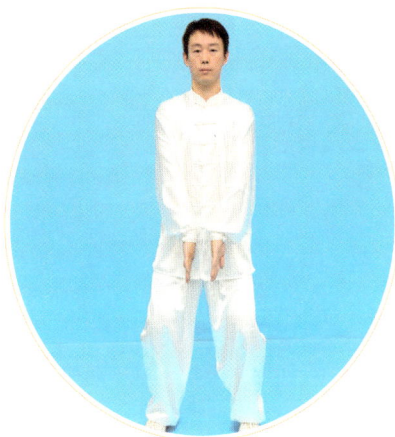

b

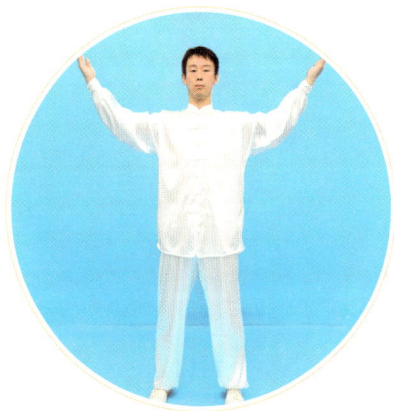

c

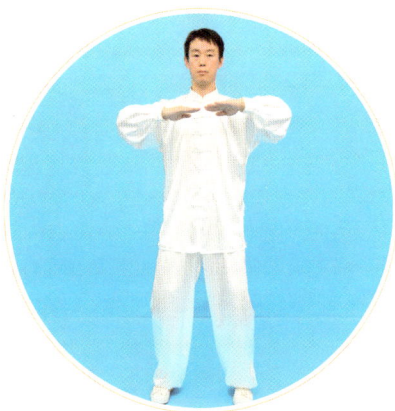

d

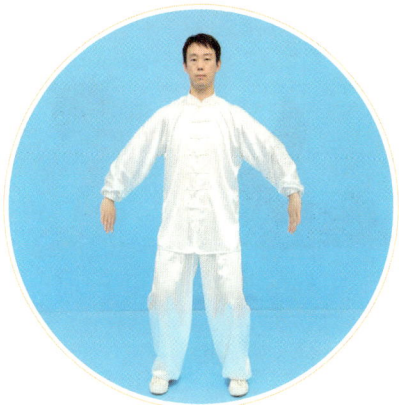
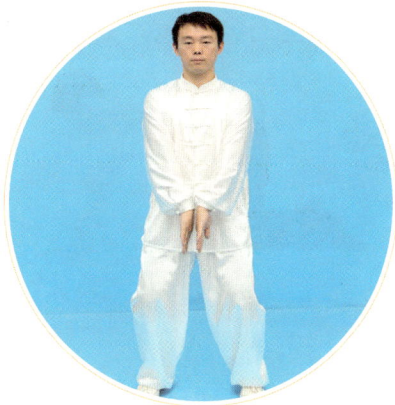

e   f

图3-2-98   "嘻"三焦诀

要领　吐字要标准，"嘻"字音呼气时，气息主要是经槽牙间、舌两边的空隙中呼出。动作舒展大方，柔和缓慢，圆活自如。

功用　"嘻"字与六腑中的三焦相应，本动作疏通少阳经脉，调理上中下三焦畅通全身气机，对不同证型的失眠均有一定的作用。

康复训练法

康复训练法原则以躯体的体式练习为主，辅以调节呼吸，控制意识。以前屈及背身为主。注意配合呼吸。每个动作应配合5次呼吸。训练体式包括以下4种。

小狗伸展式

动作

▼　患者双手双膝支撑，手指尽量张开。双膝位于臀部正下方，大腿及上肢与垫子保持垂直。双脚平行，脚趾踩地，呼吸5次。下肢保持不变，上肢缓慢前伸。面向垫子下伏，呼吸5次。上肢继续向前伸。上身下伏，直至前额碰到垫子呼吸5次。慢慢抬头，下颚贴垫子，同时腰背部下伏至贴近垫子保持5次呼吸（图3-2-99）。

171

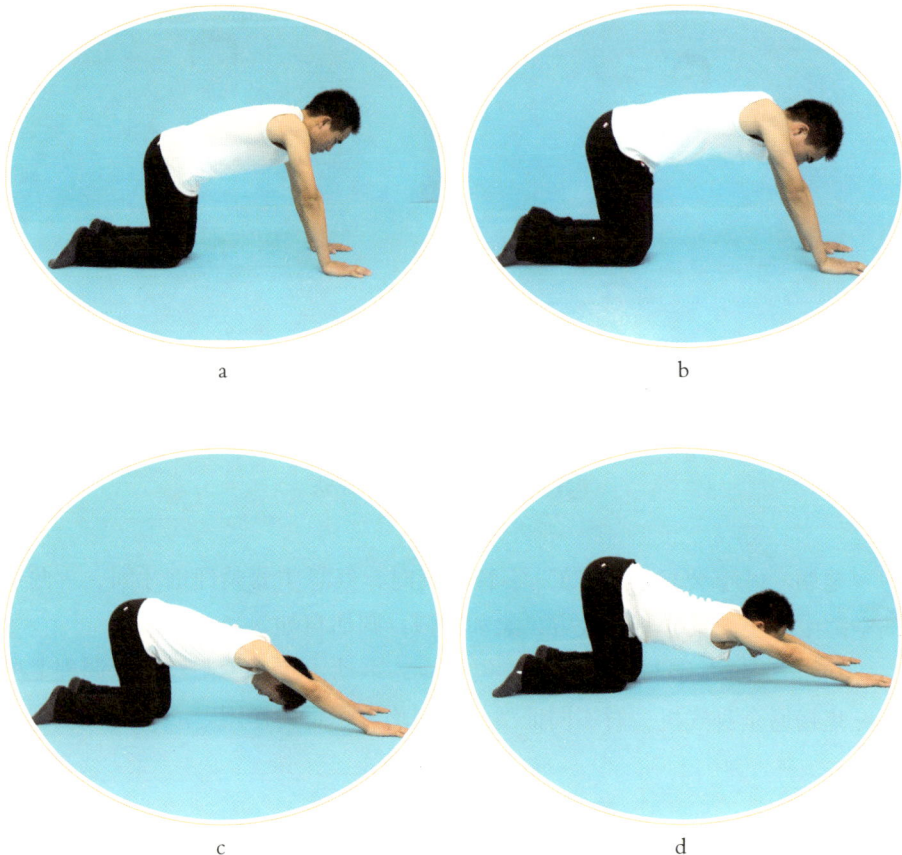

图 3-2-99　小狗伸展式

要领　尽量使下肢保持不动，大腿与垫子垂直。避免初次练习时过度屈伸，要循序渐进。

功用　狗伸展式瑜伽可以放松手腕、头部、肩膀、背部和腰部等僵硬的部位，缓解疲劳。

穿针式

动作

▼　患者双手双膝支撑，手指尽量张开。双膝位于臀部正下方，大腿及上肢与垫子保持垂直。双脚平行，脚趾踩地，缓慢地呼吸 5 次（同小狗伸展式）。一只手慢慢地向上举起，手指向上。与另一支撑手呈直线。保持动作，呼吸 5 次。上举手慢慢收回，穿

过支撑手与大腿之间的空隙，平放在垫子上，尽量向"空隙"方向伸展。保持动作，呼吸5次。支撑手往头部方向伸展，头贴近垫子。保持动作，呼吸5次。反方向动作相同（图3-2-100）。

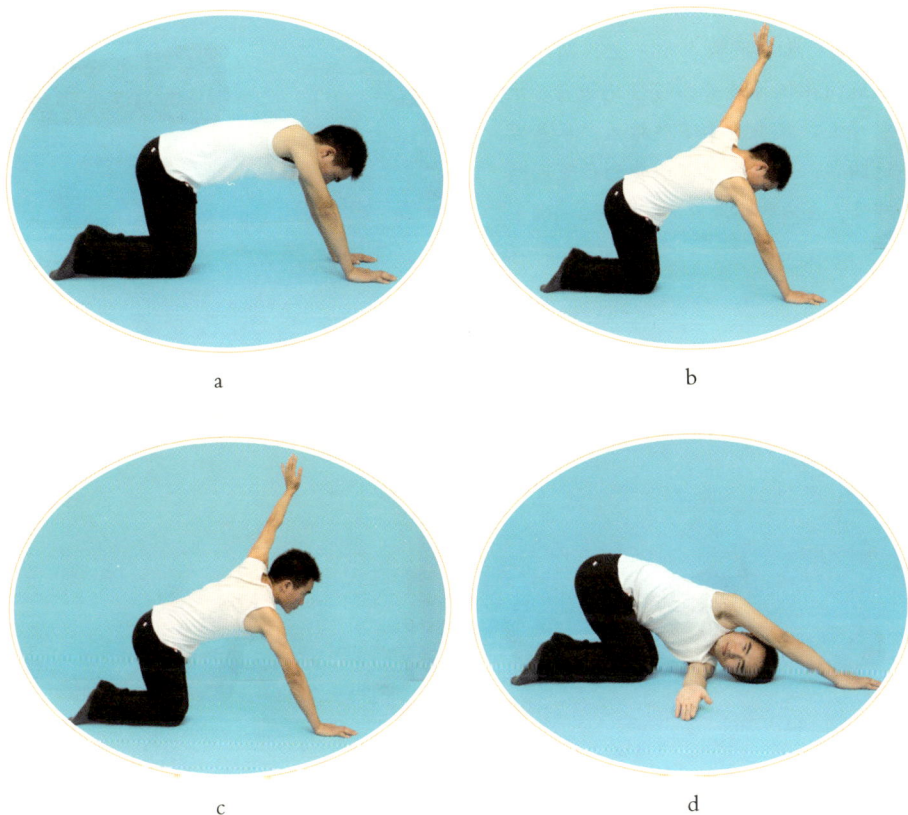

a

b

c

d

图 3-2-100　穿针式

要领　两膝要好好地支撑上身。

功用　缓解背肌、腰部、头部和肩膀等身体酸痛，缓解疲劳。

单脚排气式

动作

▶ 患者平躺在垫子上，两手自然地向体侧伸展开。缓慢地进行 5 次深呼吸。双手抱单下肢膝盖，尽量贴近胸部，到身体可以承受的位置。随呼吸，左右脚各做 5 次（图 3-2-101）。

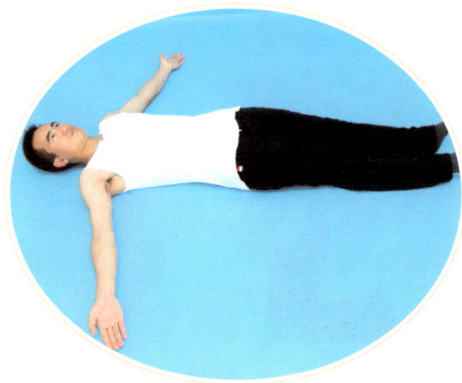

a

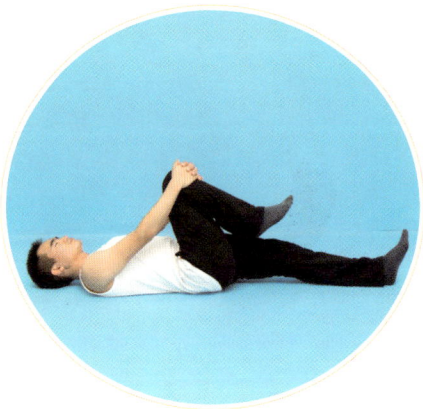

b

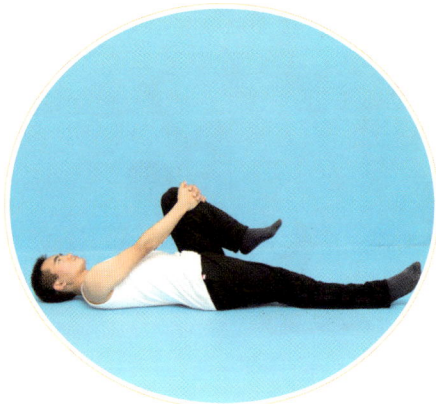

c

图 3-2-101　单脚排气式

要领　盆骨一直贴紧垫子。

功用　促进消化系统血运，间接促进睡眠。

快乐婴儿式

动作

▼ 患者平躺在垫子上，屈髋屈膝尽量贴近身体。两手抓脚踝，慢慢地张开双腿，尽量向腰两侧分开。保持动作，身体左右摇晃。如果抓脚踝太过费力，可以选择抓脚底（图 3-2-102）。

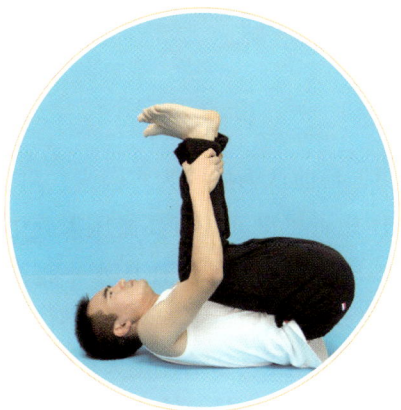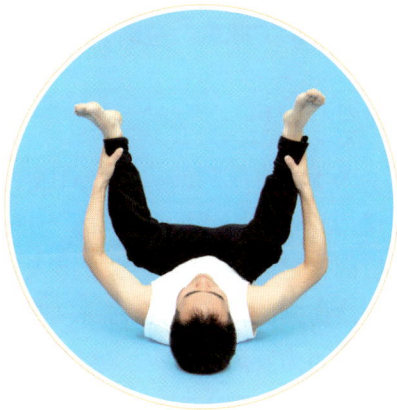

图 3-2-102　快乐婴儿式

要领　头保持不动。

功用　缓解疲劳，促进血液循环，促进睡眠。

自我调护

（1）积极进行心理情志调整。

（2）建立有规律的作息制度。

（3）适当从事体育锻炼或体力活动，增强体质。

（田少飞）

高血压

概述

　　高血压病是指在排除继发因素及静息、非药物状态下，以非同日 2 次或 2 次以上血压测定所得平均值为指标，收缩压 ≥ 140mmHg 和（或）舒张压 ≥ 90mmHg 的一种临床综合征。约 18%~20% 的成年人患有高血压病，患病率呈逐年增高的趋势。高血压是多种心、脑血管疾病的重要病因或危险因素，是我国 40 岁以上人群总死亡的第一危险因素。中医学认为该病属"肝风""头疼""眩晕"范畴。病位责之于肝、肾、心、脾。

病因病机

关于高血压病的病因。西医学尚未阐明，目前认为病因为多因素，可分为遗传和环境因素两个方面。约 60% 高血压患者可询问到有高血压家族史。环境因素之一为饮食。钠盐摄入量越多，体质对盐越敏感，血压水平越高。高盐饮食，长期过量饮酒，长期精神过度紧张亦属于升压因素。中医学认为，病因主要为肝风、痰火、瘀阻、阴虚。情志不畅，肝气郁结，化火伤阴，阴不敛阳，致肝阳上亢；或过食肥甘，湿浊内生，郁久生热，灼津为痰，痰浊阻络，上扰清阳；年老久病，肾阴不足，肝失所养，肝阳上亢，内风扰动。

自我按摩法

开天门

▶ 双手食指与中指指腹从印堂推至神庭，交替进行 100 次，力度适中（图 3-2-103）。

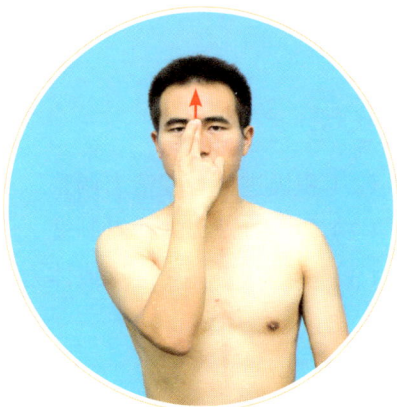

图 3-2-103　开天门

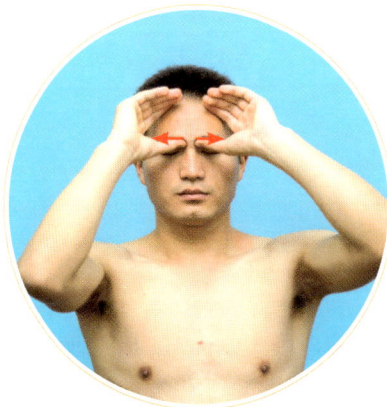

分推坎宫

◀ 双手拇指指腹从印堂穴沿眉弓分抹至双侧太阳穴，100 次，力度适中（图 3-2-104）。

图 3-2-104　分推坎宫

◎ 揉按风池

▶ 两手抱于后枕部，两拇指按揉双侧风池穴，1~2分钟，力度适中，酸胀为宜（图3-2-105）。

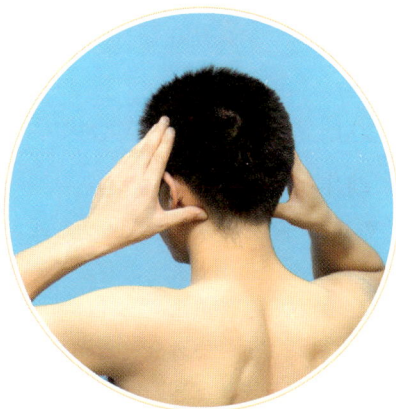

图 3-2-105　揉按风池

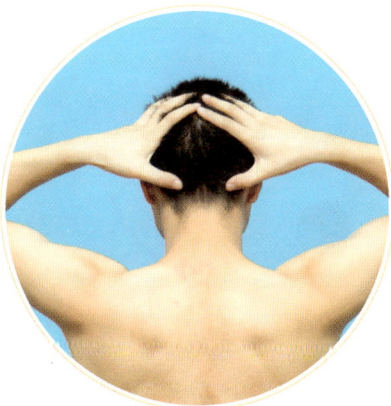

图 3-2-106　点按天柱

◎ 点按天柱

◀ 用双手拇指揉双侧天柱穴，均局部产生温热感为度，1~2分钟（图3-2-106）。

◎ 颈部抹桥弓

▶ 头偏向一侧，用双手四指指腹沿桥弓穴所在位置即：对侧耳后隆起处沿胸锁乳突肌向下推抹至胸廓上口，双手交替进行，1~2分钟，力度适中，对侧同前（图3-2-107）。

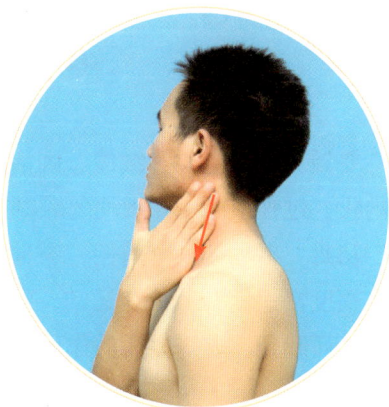

图 3-2-107　颈部抹桥弓

八段锦之摇头摆尾去心火

动作

▼ 左足向左横跨一大步，两足距离宽于肩，屈膝下蹲成马步，两手扶住膝关节上方，虎口向内，两侧肘关节外撑。重心稍上提，头和上体向左侧倾，随即上体由左向右向前做弧形摇转，过程中头与左膝、左脚尖呈一直线，目视左脚尖，同时臀部则相应左摆动，左腿及左臂适当伸展，以辅助躯干的摇摆动作。复原，上体右倾，随即向左做弧形摇转，动作与左侧相同，唯有方向相反。头和上体做侧向摇转的同时，吸气，复原时呼气（图 3-2-108）。

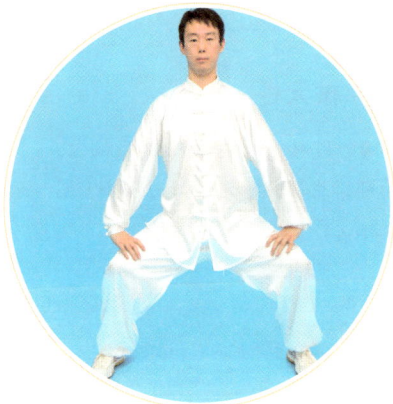 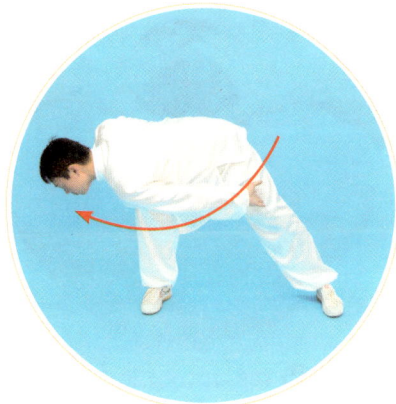

a b

图 3-2-108 摇头摆尾

要领 速度应柔和缓慢，圆活连贯。摇转时头颈与骶尾对拉伸长，下颌不内收。过程中注意呼吸均匀顺畅。

功用 本动作上身前俯，臀部摆动，可使心火下降，肾水上升。四肢肌肉大幅度慢速度有节律地运动，配合慢而匀的腹式呼吸，延长呼气，减慢心率，从而起到动态降血压的作用。

八段锦之背后七颠百病消

动作

▶ 脚跟尽量上提，脊柱拉长，脚趾抓地，脚跟尽量抬起，两腿并拢，提肛收腹，头向上顶，略停顿，保持平衡，同时吸气，脚跟放下跺足，咬牙，轻震地面，同时呼气（图3-2-109）。

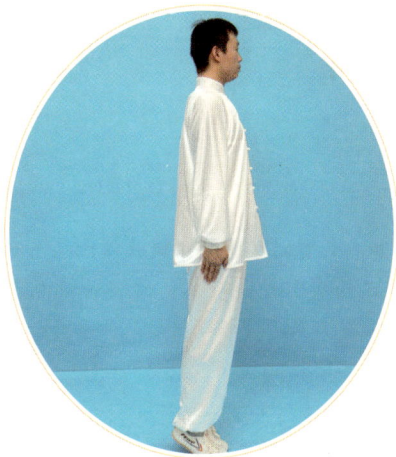

要领 上提时不要端肩，保持身体重心平稳，脚趾抓住地面，两脚并拢，提杠收腹，肩向下沉，百会穴上顶。

图 3-2-109 背后七颠百病消

功用 本动作脚趾全部抓地，可刺激足部有关经脉，调节相应脏腑功能，同时跺足可刺激脊柱与督脉，使全身脏腑经络气血通畅，阴阳平衡。

康复训练法

康复训练法原则以节律性、有氧运动为主，辅以大肌群的力量训练。运动降压一般在持续锻炼10周后体现出其效果，过量的运动不提高其降压效果，而且运动降压具有可逆性，停止训练1个月后，降压效果迅速消退。训练体式包括以下5种。

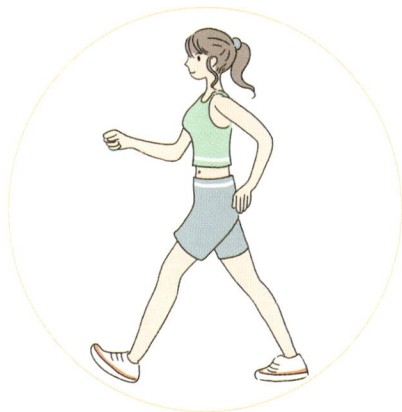

图 3-2-110 普通步行

普通步行

动作

◀ 普通步行法行走速度每分钟60~90步，每次30~60分钟（图3-2-110）。

要领 调匀呼吸，使呼吸平静而和缓，然后再从容展步。

功用 适用于轻度高血压（收缩压：140~159mmHg或舒张压：90~99mmHg）患者。

游泳（蛙泳）

动作

▶ 两臂划水同时双腿放松，收手时收腿，两臂前伸腿蹬水，臂腿伸直稍滑行，两臂划水时头部慢抬起，伸手滑行时慢呼吸。每次 30 分钟（图 3-2-111）。

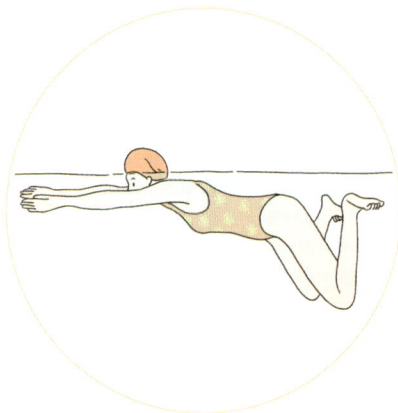

图 3-2-111　蛙泳

要领　慢频率、低游速、小划臂，有明显的滑行与滑下动作。

功用　适用于肥胖、运动诱发的哮喘以及骨关节损伤的轻度高血压及中度高血压（收缩压：160~179mmHg 或舒张压：100~109mmHg）患者。

力量训练

动作

屈膝仰卧起坐、俯卧撑及单腿提踵，每个动作重复 8~15 次，各运动间休息，每次训练 2~3 个循环，每周训练 3 次。

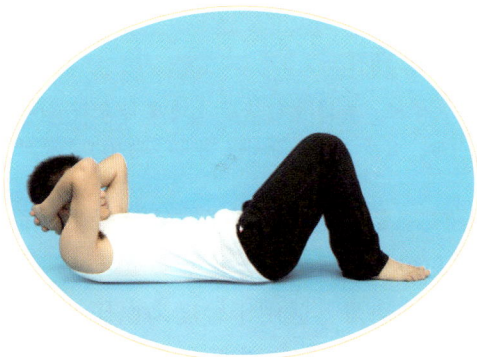

◀ 两腿并拢，双手抱头，利用腹肌收缩，上体继续前屈成坐姿（图 3-2-112）。

图 3-2-112　屈膝仰卧起坐

▶ 双手双脚尖支撑身体，保持身体呈一直线，平起平落（图3-2-113）。

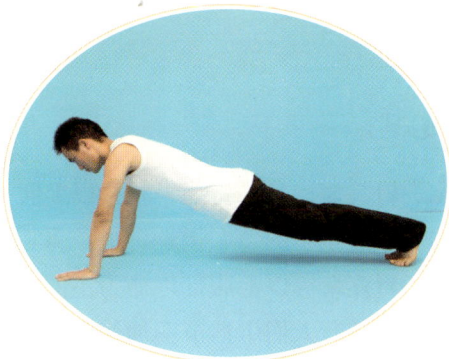

图 3-2-113　俯卧撑

◀ 身体直立，单脚前脚掌踏在踏板上，脚跟悬空，小腿发力提身体（图3-2-114）。

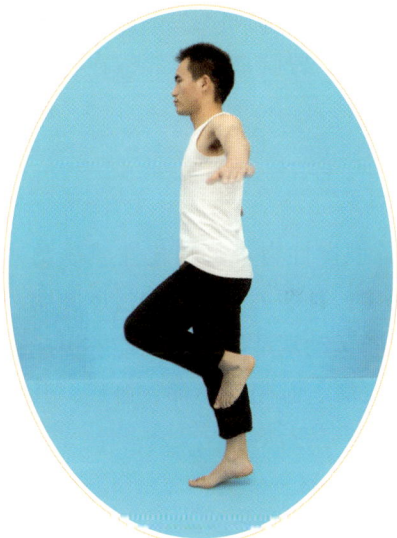

图 3-2-114　单腿提踵

要领　整个过程缓慢平和，保持正常呼吸。

功用　增加肌力，增强心血管功能。

自我调护

（1）保证充足的睡眠和适当休息。

（2）饮食勿过食油腻、甜咸。放限盐勺，食盐控制在每天6g以内。

（3）戒烟限酒。

（4）避免情志激烈波动，保持平静的心态、乐观的情绪。

（田少飞）

胃脘痛

概述

胃脘痛，又称胃痛，是指以上腹胃脘部近心窝处疼痛为主症的病证。相当于西医学中的急、慢性胃炎，胃、十二指肠溃疡病，胃神经官能症，胃下垂，胃痉挛等以上腹部疼痛为主的疾病。本病为临床常见疾病，易复发，难根治。随着人们生活节奏加快及饮食结构改变，胃脘痛的发病率也呈逐年增高的趋势，且发病趋于年轻化。中医学认为，胃脘痛病变部位在胃，但与肝、脾关系密切。

病因病机

关于胃脘痛的病因，西医学认为，各型慢性胃炎、消化性溃疡及功能性消化不良等消化道疾病，均可出现胃脘痛，且病因多样。胃过度膨胀、胃壁肌过度收缩及蠕动亢进、炎性刺激、胃肠运动紊乱等因素均能够引起胃脘痛。中医学认为其病理因素主要为寒凝、气滞、湿阻、热郁、血瘀，其病机为胃气阻滞，胃失和降，不通则痛。

自我按摩法

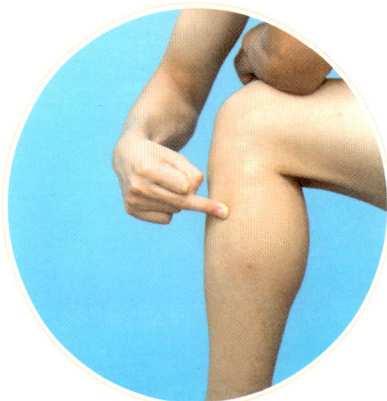

按揉足三里穴

◀ 坐位或俯卧位，用中指指腹点按足三里穴，由轻到重，逐渐加压按揉，以感到酸胀感为度，酸胀感向膝部及腹部放射为佳，左右各持续按摩3分钟（图3-2-115）。

图3-2-115　揉按足三里穴

揉膻中穴

▶ 坐位或仰卧位，用右手食指及中指指腹按于膻中穴处，做顺时针旋转按揉，以感到酸胀为度，力量由轻到重，持续按揉3分钟（图3-2-116）。

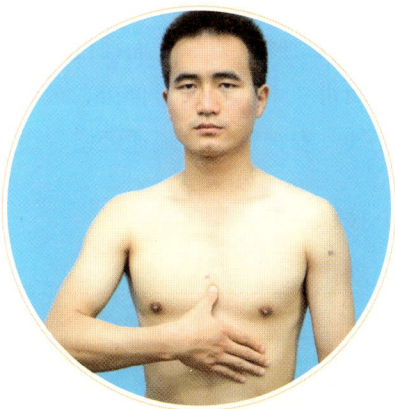

图 3-2-116　揉膻中穴

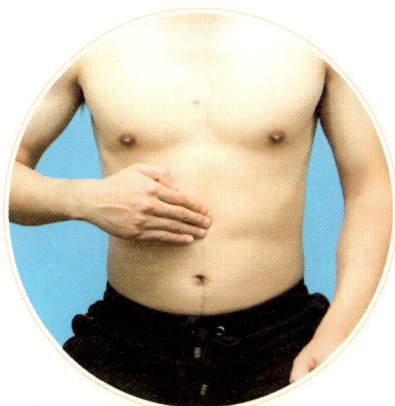

揉推中脘穴

◀ 坐位或仰卧位，用中指或拇指指腹或手掌揉中脘穴3分钟。用全手掌或食、中、无名、小指面轻摩中脘穴3分钟。用食、中二指自天突向下直推至中脘，100次（图3-2-117）。

图 3-2-117　揉推中脘穴

导引法

仰卧吐纳蕴正气

动作

▶ 仰卧位，身心放松，两臂自然放在身体两侧，手心向上，双下肢自然伸直，行腹式呼吸，深吸气3~5秒，屏息1秒，然后慢呼气6~10秒，持续做10分钟（图3-2-118）。

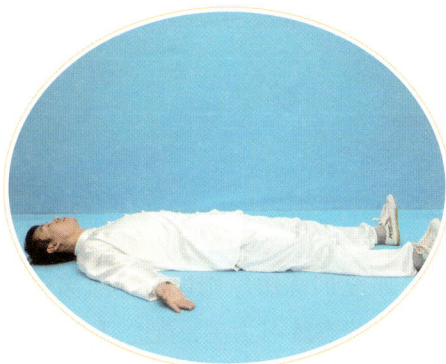

图 3-2-118　仰卧吐纳蕴正气

要领　呼吸要深长而缓慢，用鼻呼吸而不用口。

功用　本动作通过仰卧，放松心身，调节呼吸，意念集中，从而达到培补元气、安神定志、疏通经络、缓解和消除胃痛的功效。

⊛ 按摩腹部温脾肾

动作（图 3-2-119）

◀ 盘坐，躯体中立，口眼轻闭，含胸拔背，腰部自然伸直，沉肩坠肘，双手分别放在两膝上；静坐行腹式呼吸 5 分钟。两手搓热后重叠，置于肚脐处，顺时针做圆周摩腹，圆周运动不断扩大，直至覆盖整个腹部；然后再逆时针摩腹。一顺一逆为一次，重复 100 次。以温暖舒适为度（图 3-2-119）。

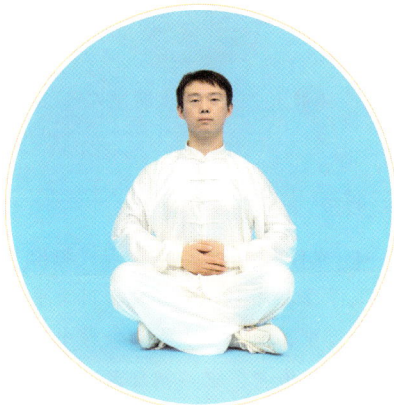

图 3-2-119　按摩腹部温脾肾

要领　本疗法操练时须匀速、缓慢、柔和、轻松自然。若遇急性腹痛，首先得查明原因，不可贸然以本疗法治之，以免造成不良后果或延误病情。

功用　本动作通过按摩腹部，温运下元，以补脾土，使丹元气充实，驱寒实之邪，达到温补下元、健脾益气、和胃止痛的作用。

〖康复训练法〗

　　康复训练法原则以腹部肌肉锻炼为主，辅以背部、臀部及大腿肌肉锻炼。以静态练习为主，配合呼吸。以等长收缩锻炼肌肉耐力为主，每个动作应坚持 30 秒。训练体式包括以下 3 种。

船式

动作

▶ 坐位，双腿向前伸直。两手放于臀部两侧。背部挺直。呼气，躯干向后靠，同时抬起双腿，双腿绷直，脚趾向前。以臀部为支点保持身体的平衡，腰背部不接触地面。双手离开地面，双臂向前伸直，与地面平行，靠近大腿。肩部与手掌在同一条水平线上，手掌相对。保持姿势20~30秒，正常呼吸。呼气，放下手臂，双腿回到地面上（图3-2-120）。

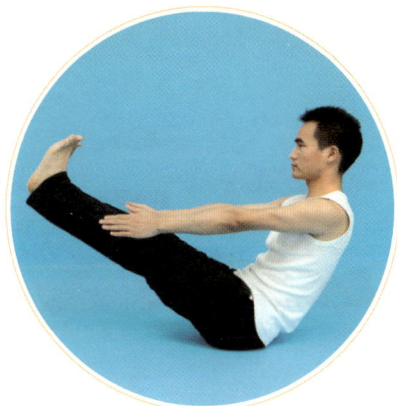

图 3-2-120　船式

要领　身体要稳定地挺直、提腿和维持一个"V"形姿势。

功用　促进肠道蠕动，提高消化能力，缓解腹部胀气，有助于减轻胃部疾患。

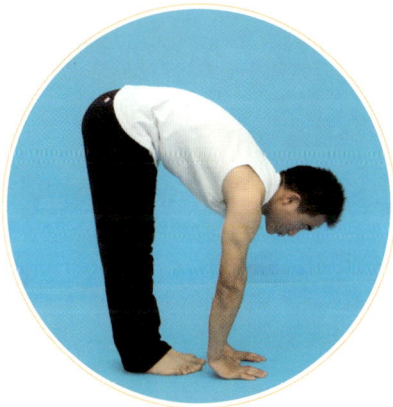

图 3-2-121　鸵鸟式

鸵鸟式

动作

◀ 双腿分开与肩同宽。吸气，同时尽可能挺伸上身，重心在双脚掌上。呼气，上半身俯身向下，手尽量向下伸，放于脚心下，保持腿部伸直。臀部正向上翘。吸气同时慢慢抬头，呼气时头尽量向后仰。保持正常的呼吸3~5次，深深地吐气，慢慢地吸气，身体慢慢恢复直立（图3-2-121）。

要领　如果感觉用手心对着脚心有难度，用双手抱住小腿处即可，不要勉强。

功用　刺激腹部器官，兴奋消化过程，消除胃气胀和肠胃不适。

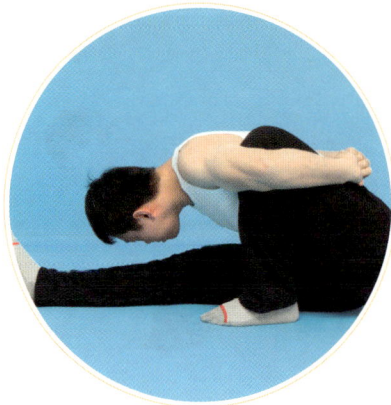

圣哲玛里琪第一式

动作

◀ 坐在地上，两腿向前伸直。左腿屈膝，左脚脚跟尽量靠近会阴，左小腿垂直于地面，左手置于左膝上，右脚保持伸直。吐气，向前弯身，将左手从外绕过左胫骨和左大腿。持续将左手往后沿伸到背后，吸气，右手伸到背后抓住左腕，保持这个姿势30秒（图3-2-122）。

图 3-2-122　圣哲玛里琪第一式

要领　若无法抓到左手腕的人，可采取两掌相握或手指相交，不用勉强。

功用　刺激腹部器官，尤其是肝和肾，提高消化能力。

自我调护

（1）饮食规律，定时定量。

（2）避免长期摄入粗糙、刺激性食物。

（3）不用或尽量少用对胃刺激性强的药物。

（4）注意腹部保暖。

（田少飞）

呃　逆

概述

呃逆，俗称"打嗝"，古称"哕"，又称"哕逆"，是因为气机不畅，胃气上逆动膈，气逆上冲喉间，以致呃呃连声，频而声短，不能自止为主要临床表现的病证。

病因病机

正常人也可由于饮食过快、进食辛辣等刺激性食物以及突然吸入冷空气而产生呃逆。大多数可在短时间内自愈，严重的某些中枢神经系统疾患、尿毒症、胸腹疾病亦可引起呃逆。

中医认为呃逆主要与食积、胃寒、胃热、肝气犯胃等所引起的胃气上逆有关。其病位在膈，胃气为关键，肺、肝、肾亦影响其发病。肺胃居于膈之上下，二者均有经脉与膈关联；脾主升胃主降，肺气肃降，如肺胃之气不能和降，或肝气不舒，或肾气失于摄纳，则可致膈间气机不畅，气机上逆冲于喉间，而生呃逆。产生呃逆的主要病机为胃气上逆动膈。

自我按摩法

点揉天突穴

▶ 患者取坐位或站位，以一手中指指腹前部放置于天突穴处，然后由轻到重、由重至轻地点揉该穴 0.5~1 分钟，便可止嗝（图 3-2-123）。

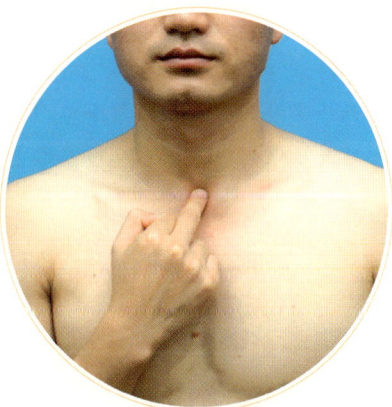

图 3-2-123　点揉天突穴

按压少商穴

◀ 患者取坐位或站位，可使用火柴棍或牙签的钝端作用在少商穴上，压迫时要用一定的力量，使患者有明显酸痛感并持续 1~2 分钟，患者可两手交替进行（图 3-2-124）。

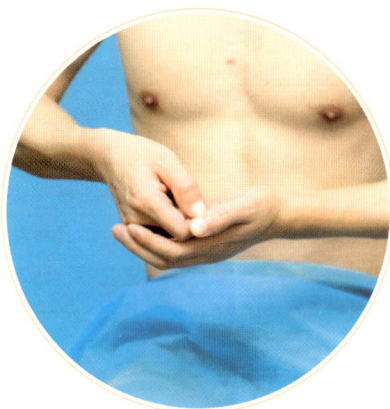

图 3-2-124　按压少商穴

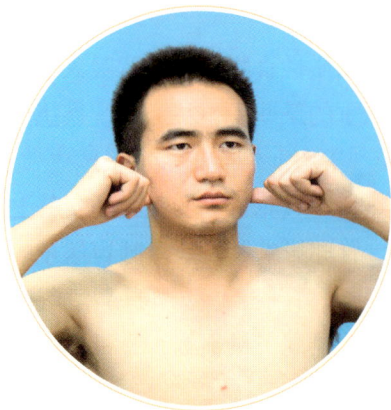

按压双侧翳风穴

► 患者取坐位或站位，以双手拇指按压两侧翳风穴，其余四肢自然置于头两侧起固定作用，同时屏住呼吸 30 秒，然后深呼吸，待起效即止（图 3-2-125）。

图 3-2-125 按压双侧翳风穴

按压内关穴

► 患者取坐位或站位，用拇指指峰施重力按压内关穴 5~10 分钟，两手交替进行，如果打嗝依旧不停止，可以使用牙签刺激内关穴 7~16 次，以达到效果为止（图 3-2-126）。

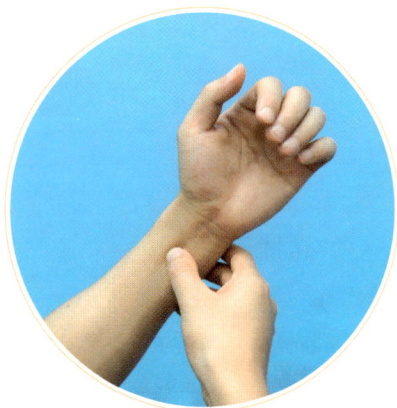

图 3-2-126 按压内关穴

按压牵拉耳穴

► 肾开窍于耳，患者取坐位或站位，双手拇指及食指紧紧挤压左右耳垂，同时两手将耳垂用力向下牵拉，力度以耳垂根部受到刺激为最佳，注意动作要缓慢，以免对耳垂造成损伤。将这一动作多次重复后，就可使打嗝症状有所缓解（图 3-2-127）。

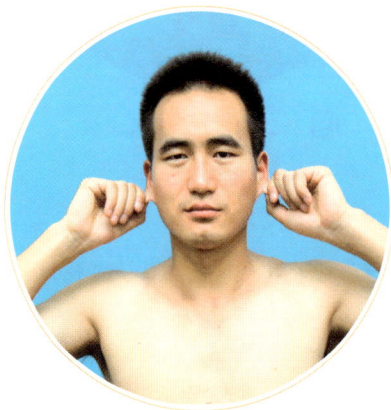

图 3-2-127 按压牵拉耳穴

导引法

呼吸法

动作　患者取坐位或站位，自然呼吸，当吸气末时屏住呼吸意守丹田，达到不能坚持时自然呼吸 3~5 次；当呼气末时屏住呼吸意守丹田，达到不能坚持时自然呼吸 3~5 次，此为一个循环，将此循环重复 2~3 次。

要领　在吸气末时使胸腔扩展达最大，呼气末时使胸腔内缩至最小。

功用　在吸气或呼气最末端时，使胸腔运动到极限位置，使膈肌的运动也达到极限，破坏呃逆时膈肌这种节律性的运动，恢复其正常功能。

五禽戏之熊戏熊运

动作（图 3-2-128）

①两掌握空拳成"熊掌"，拳眼相对，垂于下腹部，目视两拳。

②以腰腹为轴，上体做顺时针摇晃。

③同时，两拳随之沿右肋部、上腹部、左肋部、下腹部划圆；目随上体摇晃环视。后动作重复前面，上体做逆时针摇晃，两拳随之划圆，惟方向相反。做最后一动作后，两拳变掌下落，自然垂于体侧；目视前方。

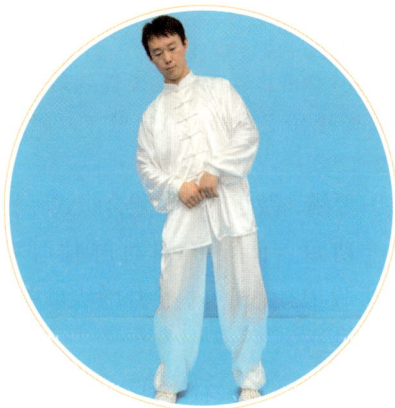

a

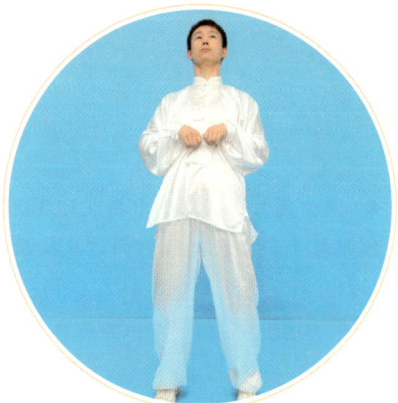

b

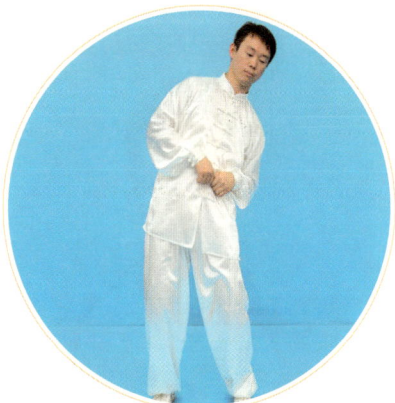

c

图 3-2-128　五禽戏之熊戏熊运

要领 全身放松，情绪轻松乐观，呼吸要调匀，用腹式呼吸，舌抵上腭，吸气用鼻，呼气用口，专注意守，保证意、气相随，动作要形象，如熊之沉稳。

功用 熊戏有健脾和胃、按摩内脏、运化丹田的功效，分为熊运和熊晃，配合呼吸具有调理内脏的功效。

康复训练法

仰卧抬腿

动作

▶ 仰卧，双腿伸直慢慢抬起 30°，然后保持 10 秒钟后慢慢地放下双腿（图 3-2-129）。

要领 做此动作时配合腹式呼吸。

功用 仰卧抬腿时屏住呼吸，腹肌收缩，腹腔内压力增大，抑制膈肌运动。

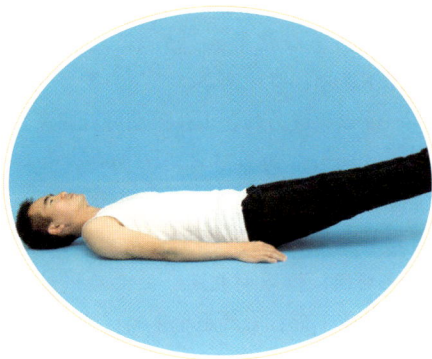

图 3-2-129 仰卧抬腿

按压双眼球法

动作

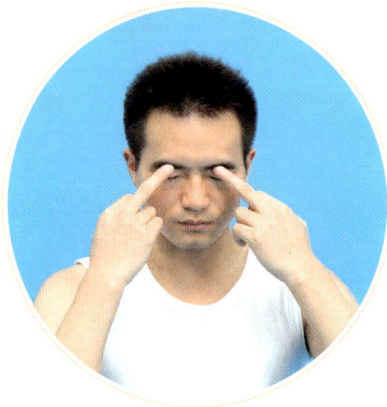

◀ 患者闭目，将双手中指或无名指置于双侧眼球上，按顺时针方向适度揉压眼球上部，直到呃逆停止（图 3-2-130）。

图 3-2-130 按压双眼球法

要领 此法多用于上腹部手术患者，但青光眼、高度近视患者忌用，心脏病患者慎用。

功用 刺激迷走神经终止呃逆发作。

自我调护

平素饮食宜清淡，少食辛辣生冷及醇酒肥甘。注意保暖，避免寒冷刺激。调和情志，保持心情舒畅。

（王大力）

习惯性便秘

概述

习惯性便秘，是指排便粪量减少、次数减少、粪便干结、排便困难等。便秘是临床常见的一个症状，也可见于多种疾病的病程中。在程度上有轻有重，在时间上可以是暂时的，也可以是长久的。习惯性便秘主要是由于生活、饮食及排便习惯的变化以及心理因素等原因导致的，所以治疗时应分析起因，才能达到较好的治疗效果。

中医学中大肠属六腑之一，有"传导之官"之称，大肠有病，传导功能失常，导致大便燥结不通，排便时间延长，便质干燥坚硬，或大便虽软，但排便仍困难不畅。

病因病机

西医上习惯性便秘的病因，应该还是属于功能性的肠胃道障碍，找不到机体上实质性的病变，大多起于压力过大，肠胃蠕动紊乱，或者在有便意时强忍不排便，导致恶性循环形成，从而产生习惯性便秘。

中医学认为，本病多是因为燥热内结，津液不足；情志不畅，气机郁滞；久劳体衰，气血亏虚，以及阴寒内结，大肠传导功能失常导致便秘。

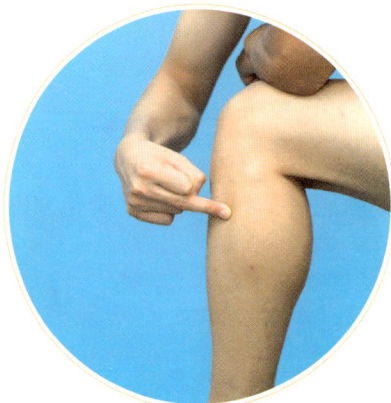

图 3-2-131　按揉足三里穴

按揉足三里穴

◀　患者取站位，膝关节置于高凳上，用一手中指指腹在同侧的足三里穴上按揉，力度以酸胀为最佳，3~5分钟（图 3-2-131）。

按揉天枢穴

▶　患者仰卧位，双手反向叉腰，双侧拇指指腹置于同侧的天枢穴上，其余四指起固定作用，拇指适当用力按揉，以酸胀为佳，3~5分钟（图 3-2-132）。

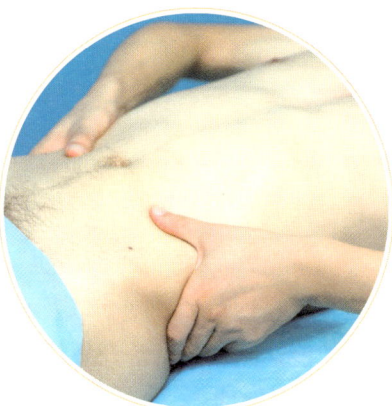

图 3-2-132　按揉天枢穴

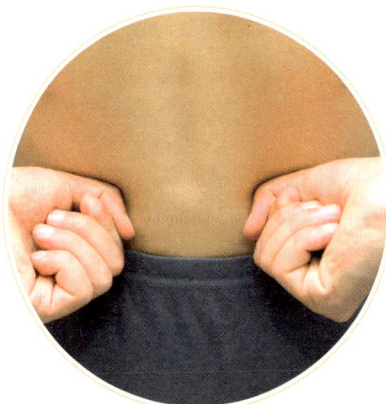

图 3-2-133　按揉大肠俞

按揉大肠俞

◀　患者取坐位或站位，双手屈拇指，以拇指指间关节桡侧或背侧着力于同侧的大肠俞上，施以适当力度，以酸胀为佳，3~5分钟（图 3-2-133）。

团摩脐周

▶ 患者仰卧位或站位，双手重叠，以掌心置于脐旁，适当用力围绕肚脐做顺时针环形摩法 3~5 分钟（图 3-2-134）。

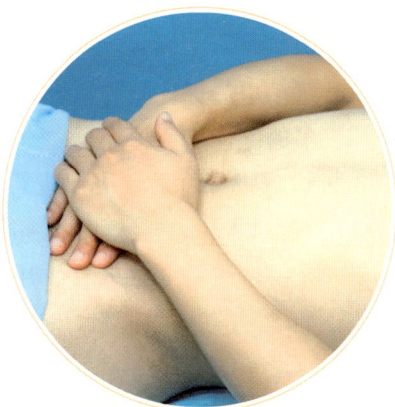

图 3-2-134　团摩脐周

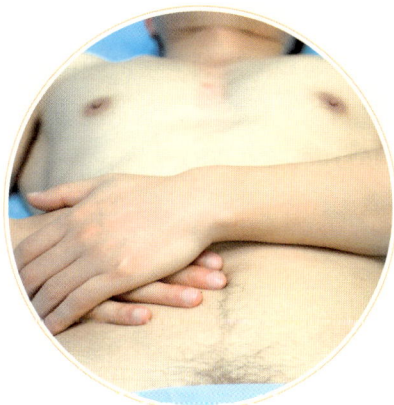

掌运腹部

◀ 患者仰卧位右手横置于右腹外侧，左手同样横向叠放于右手之上，右手掌根以斜向上的力将腹部推向左侧，然后右手除拇指外的四指着力于左侧腹外侧，以斜向上的力将腹部推向右侧，3~5 分钟（图 3-2-135）。

图 3-2-135　掌运腹部

导引法

呼吸法

动作

①患者在随意体位下都可以练习，尽量采用比较舒适的体位，周身放松后稍稍张嘴慢慢地呼气，将肺内的气体呼出完毕后，继续收缩腹部尽量把残

余气体呼出。

②呼气结束后屏住呼吸数秒，放松全身再吸气，吸气的同时要使腹部膨胀，让更多的气体进入肺部。

③腹式呼吸熟练后，可以进行练习逆势腹式呼吸，方法与上面完全相反，呼气时膨胀腹部，吸气时收缩腹部。

要领　呼吸要深长而缓慢，用鼻呼吸而不用口，一呼一吸掌握在 15 秒钟左右。即深吸气（鼓起肚子）3~5 秒，屏息 1 秒，然后慢呼气（回缩肚子）3~5 秒，屏息 1 秒，每次 5~15 分钟。做 30 分钟最好，身体好的人，屏息时间可延长，呼吸节奏尽量放慢加深。身体差的人，可以不屏息，但气要吸足。

功用　通过腹式呼吸练习可以锻炼腹肌，从而使内脏尤其是胃肠道得到充分的运动，从而改善便秘的情况。又如《杂病源流犀烛》中记载："《保生秘要》曰：以舌顶上腭，守悬壅，静念而液自生，俟满口，赤龙搅动，频漱频吞，听降直下丹田，又守静咽数回，大肠自润，行后功效。"

八段锦之双手托天理三焦

动作（图 3-2-136）

①两脚后跟相并，两脚尖外开呈 90°。掌心向上，双手交叠在少腹前（右手在上，左手在下，两大拇指轻轻抵住），两手与肚脐形成一个三角。

②吸气两手上提到膻中穴。

③呼气翻转掌心尽力向上托，使两臂充分伸展，不可紧张，仿佛伸懒腰状。同时缓缓抬头上观，要有擎天柱地的神态。

④保持向上托的姿态，同时闭气片刻，大概 10 个数左右；吸气翻转掌心朝下，在身前正落至膻中穴，掌心向下；呼气，掌心向下按，恢复于体侧。

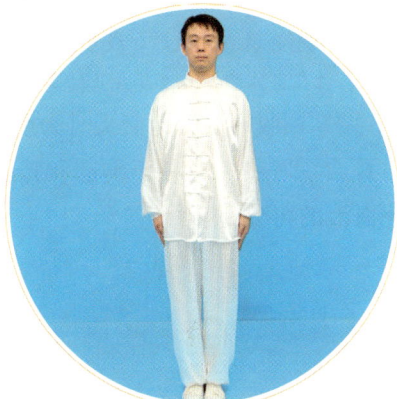
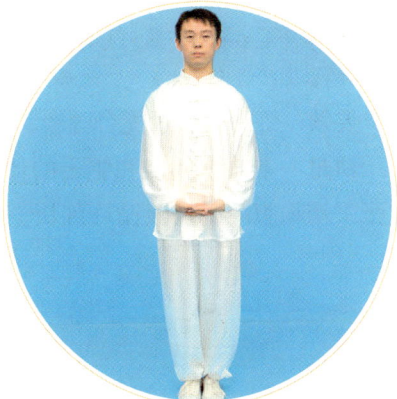

a

b

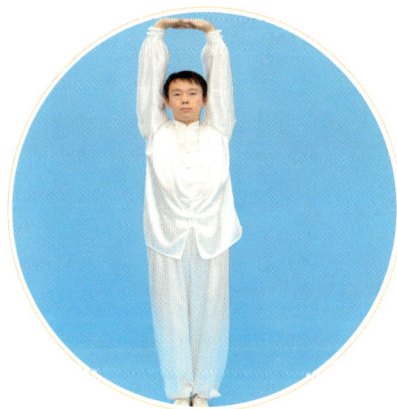
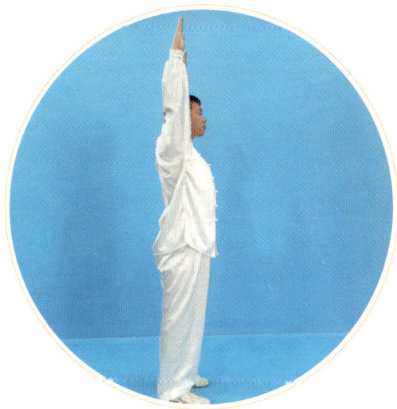

c

d

图 3-2-136　双手托天理三焦

　　要领　练习时，可配合呼吸，双手托天时，深吸气，两臂还原时，深呼气。

　　功用　本式是四肢和躯干的伸展运动，配合深呼吸，有利于胸部和肺的扩张，使胸腹腔的血液循环加快，从而影响血液的再分配。

调理脾胃须单举

　　动作（图 3-2-137）

　　①自然站立，双腿开立，保持身体直立，抬起右手放在右腹的前面，掌心保持向上，掌指朝左。

　　②右手上抬放在右胸前面，然后右手向外翻，并同时向上挺举竖直，成掌心向上掌指朝左的姿势。在向上举右臂的同时，左手掌下按于左腿的外侧，掌心朝下掌指朝前（双

臂有上下对撑之势）。

③右掌顺着右胸前下落到身体的右侧，左掌向内翻并曲臂，放在左腹前，成掌心向上掌指朝右的姿势；然后再做反式；收势，左右手自然下落，放在身体两侧，恢复立正的姿势。

要领 练习时，可配合呼吸，上托为呼，两掌回收时为吸，交叉时为换。

功用 本式是四肢和躯干的伸展运动，配合深呼吸，有利于胸部和肺的扩张，使胸腹腔的血液循环加快，从而影响血液的再分配。

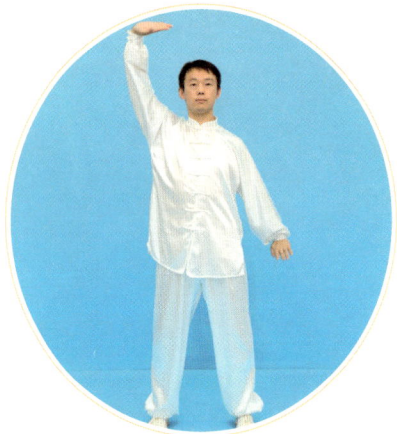 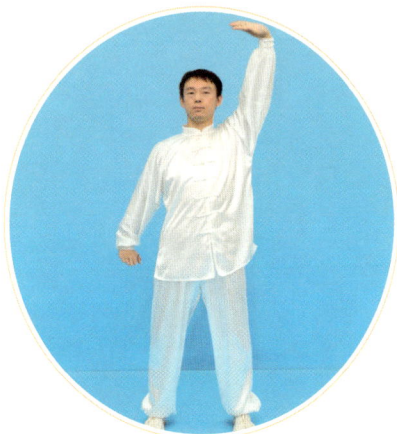

a   b

图 3-2-137 调理脾胃须单举

康复训练法

适合便秘的体育康复锻炼有很多，主要目的就是在运动中使腹部也得到锻炼或刺激，从而使胃肠道蠕动增加。在这里列举几个方法。

步行、慢跑

动作

▶ 患者至户外快速步行或者慢跑，速度不宜剧烈，徐徐进行（图3-2-138）。

要领 晨起喝一杯白水，跑步

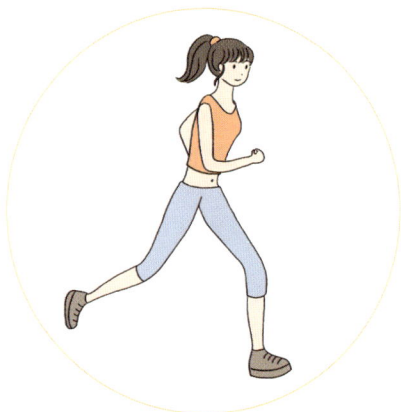

图 3-2-138 慢跑

时配合腹式呼吸。

功用 在步行或慢跑时腹腔内脏器受到震动，胃肠道受到刺激会加快蠕动，有助于大便结出。

⚙ 仰卧踏车

动作

▶ 患者仰卧位平躺在床上，用双手或垫子垫在腰腹下方，双腿与身体成90°做来回屈伸类似蹬自行车的动作20分钟，幅度可以大一些（图3-2-139）。

要领 开始时可慢些，注意动作做正确，熟练后加快，可以配合呼吸。

功用 通过腹肌周期性收缩，腹腔内脏器受到挤压，胃肠道得以受到刺激会加快蠕动，有助于大便结出。

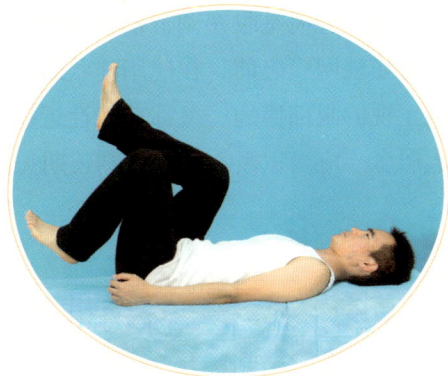

图 3-2-139　仰卧踏车

⚙ 提肛训练

动作 患者仰卧位，双足交叉，大腿及臀部用力夹紧，并使逐渐上提肛门，保持5秒钟后还原，随着练习可以逐渐延长时间。患者坐位，双手叉腰，双足交叉并站起，同时上提收缩肛门，保持5秒钟，再放松坐下。

要领 在做此法时可以配合腹式呼吸。

功用 通过括约肌有规律地收缩放松，反射性地刺激胃肠蠕动。

还有仰卧起坐等诸多训练，不一一列举，但总的原则就是运动中加强腹部的锻炼，从而刺激胃肠道，缓解便秘。

自我调护

饮食上多饮水，多吃富含粗纤维和果仁类的食物、水果、蔬菜等。平时减少油炸、辛辣、浓茶、浓咖啡等刺激性饮食。养成良好的生活规律和排便习惯。定时排便，排便时间不宜过长，排便时禁止看书、吸烟等杂事分散注意力。加强体育锻炼。

（王大力）

假性近视

概述

假性近视是眼在调节松弛状态下，平行光线经眼的屈光系统的折射后焦点落在视网膜之前，在使用睫状肌麻痹剂后瞳孔散大，屈光度消失呈现远视或正视的眼部疾病，又称功能性近视。好发于青少年，以学生及长期用眼的人居多。应当积极治疗，否则长期失治容易转成真性近视。

病因病机

西医认为本病是由于过度用眼致使睫状肌持续收缩痉挛，晶状体厚度增加，视物模糊不清。主要和先天因素及后天因素有关。医学界普遍认同，父母均为高度近视的，那么他们的后代遗传风险极大。近视600度以上的夫妇，其子女近视的发病几率在90%以上。长期从事近距离作业如看书、电脑操作，眼内压增高，随着近距离作业的不断增加，致使睫状肌和眼外肌常常处于高度紧张状态，可以造成睫状肌痉挛，从而导致功能性的视力减退。但是经过休息或者使用睫状肌麻痹剂后，视力可改善甚至完全恢复。另外长期挑食导致体内维生素缺乏，昏暗的灯光，字体过于细小等也容易诱发假性近视。

《灵枢·大惑论》载："五脏六腑之精气，皆上注于目而为之精。"肝开窍于目，受血能视；肾主水轮为瞳仁；脾主肉轮，且为气血生化之源；心主血脉，为血轮。故心脾不足、肝肾亏虚，皆可使目失濡养，不能视远。

自我按摩法

◎ 眼部穴位按摩

动作

点揉太阳穴：以双手拇指或中指指腹点揉两侧太阳穴1~2分钟（图3-2-140）。

点按攒竹、鱼腰、丝竹空：以两手中指指峰依次点按攒竹、鱼腰、丝竹空各约1分钟。

　　掐揉睛明穴：以一手的拇指和食指或双手的食指适当的力度掐揉两侧睛明穴1分钟。

　　指揉承泣、四白、瞳子髎等穴位：以双手中指指腹前部依次点揉承泣、四白、瞳子髎各约1分钟（图3-2-141）。

　　轮刮眼眶：双手拇指固定在太阳穴，其余四指半握拳，以食指侧面刮摩眼眶周围穴位2~3分钟。

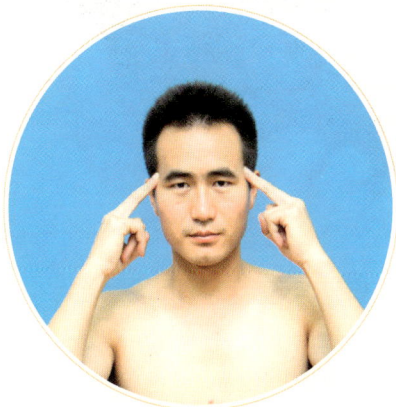

图 3-2-140　点揉太阳穴

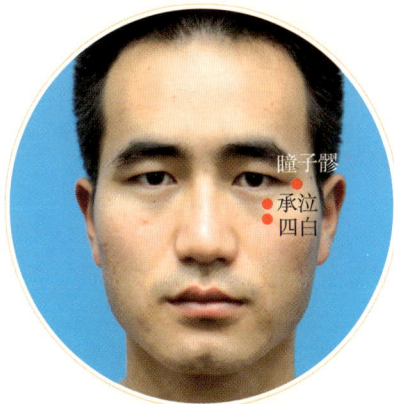

图 3-2-141　眼部穴位

　　要领　眼部按摩时注意手卫生，手法力度要轻柔。

　　功用　眼部周围穴位按摩改善眼周循环，消除疲劳。

掐揉合谷穴

　　动作

　　▶ 以拇指掐揉合谷穴1分钟，两手交替进行（图3-2-142）。

　　要领　掐揉穴位时，力度适中，并配合远眺、近视交替。

　　功用　合谷具有醒脑、增强新陈代谢的功能。远眺，可缓解睫状肌的紧张度，达到松弛晶状体的目的。

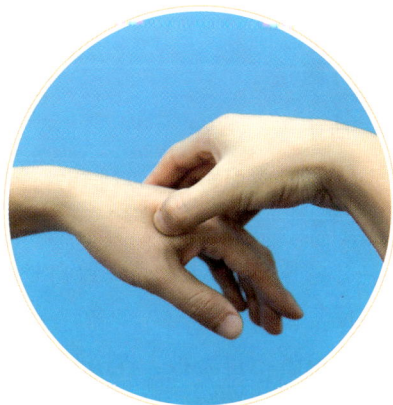

图 3-2-142　掐揉合谷穴

199

耳穴按摩

动作

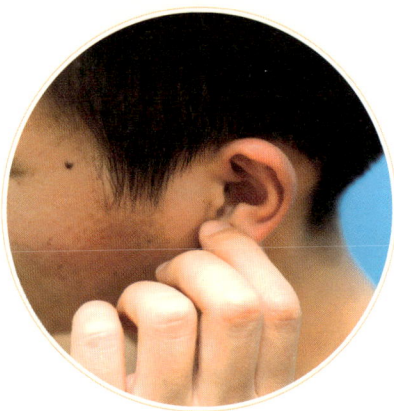

▶ 双手拇、食指相对捻压耳垂，自觉发热后，持续揉捏1分钟，结束手法（图3-2-143）。

图 3-2-143　耳穴按摩

要领　耳垂采取捻压手法，而不是挤压和按压手法。同时配合转动眼球，头部不动。

功用　耳穴中，耳垂上有两个主治眼病的穴位。转动眼球，可缓解眼肌的紧张度。

导引法

呼吸法

动作

①患者全身放松，双脚平行站立与肩同宽，微屈双膝。舌抵上颚，眼半睁半闭。

②两手掌相对搓动，致自觉手心发热，随即以双手心覆盖在双眼1分钟，反复做3~4次。

③患者闭目凝神，在吸气的同时眼球向右转动，呼气的同时眼球向左转动，然后停顿片刻，迅速睁开双眼，注视前方一点，交替进行5~6次。最后在保持放松的姿势下，吸气时极力看向远方（要看清楚），呼气时极力看最近的一点，这样交替进行5~6次。

　　要领　环境安静空旷为宜，全身放松，闭目及远眺时双手叠放于小腹。

　　功用　双手捂眼改善眼周循环，消除疲劳。闭目转眼及远眺，可缓解睫状肌的紧张度，达到松弛晶状体的目的。

🏵 明耳目诀

动作（图 3-2-144）

　　①坐位全身放松，双手中指、无名指并拢按摩双侧丝竹空，做 27 次。

　　②再用手心及手指摩擦两眼和颧骨上，做 30 次。

　　③每天要多做几遍，无论什么时候都可以。每当做完，就用手向上摩擦额头 27 次，从眉中开始，入发际之中，还须咽口水，多少不限。

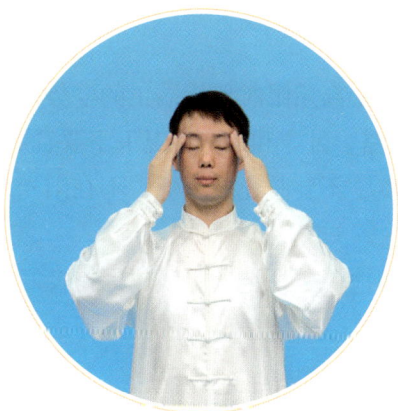 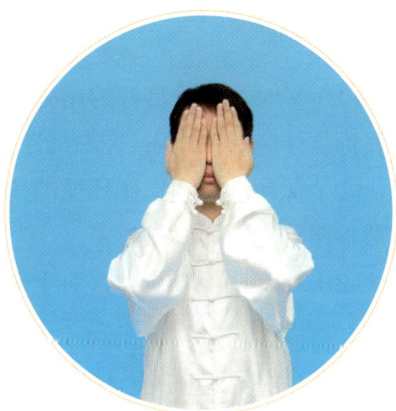

a　　　　　　　　　　　　　　　　b

图 3-2-144　明耳目诀

　　要领　全身放松，意念用于眼部，舌抵上腭，配合呼吸。

　　功用　改善眼周循环，消除疲劳。

康复训练法

❀ 戴凸透镜法

动作 先让患者佩戴一个较高度数的凸透镜，注视距离 5 米远的视力表，然后逐渐调整凸透镜的度数，从而促进视力逐步恢复。

要领 佩戴凸透镜锻炼坚持约 10 分钟，每日 3~5 次。

功用 使紧张的睫状肌放松。

自我调护

（1）平时要养成良好的用眼习惯，在近距离用眼时保持端正的姿势，眼与目标物体应保持 30cm 左右的距离，在走路、卧床和乘车情况下不要看书。

（2）保证学习和工作环境的照明要适度，不要眩光或闪烁，不在阳光直射或昏暗灯光下阅读或写字。

（3）要定期检查视力，对于确诊的近视应佩戴适合的眼镜以保持良好视功能。

（4）加强体育锻炼，注意营养，增强体质。

（王大力）

参考文献

[1] 周仲瑛.中医内科学[M].北京：中国中医药出版社，2007.

[2] 王之虹，严隽陶.中国推拿大成[M].长春：长春出版社，1994.

[3] 吕明.中医气功学[M].北京：中国中医药出版社，2007.

[4] 王启才.针灸治疗学[M].北京：中国中医药出版社，2007.

[5] 石学敏.针灸学[M].北京：中国中医药出版社，2002.

[6] 张培振.摩腹点按九转法治疗胃痛62例疗效观察[J].河南中医，2004，07：62-63.

[7] 陶晓雁，陶源，李媛，等.《诸病源候论》胃痛导引法研究[J].上海中医药杂志，2009，12：56-58.

[8] 张顺和.胃脘痛的推拿康复治疗体会[J].中国民族民间医药杂志，1999，03：150-151.

[9] 朱金山.自我运动治疗慢性胃痛[J].江苏体育科技，1982，04：47-48.

[10]范炳华.眩晕的自我推拿[J].健康博览，2005，07：28-29.

[11]代丽.太极"云手"对老年人平衡功能及心肺功能的影响研究[D].福州：福建中医药大学，2012.

[12]林江红，张劲军，谢义霞，等.颞下颌关节紊乱病综合康复治疗的临床研究[J].中华中医药学刊，2009，12：2639-2641.

[13]于天源.按摩推拿学（第2版）[M].北京：中国协和医科大学出版社，2009.120.

[14]卓大宏主编.中国康复医学（第二版）[M].北京：华夏出版社，2003.

[15]周谋望，陈亚平，葛杰主编.骨关节损伤与疾病康复治疗方案及图解[M].北京：清华大学出版社，2007.

[16]张金明等编著.肢体功能障碍自我康复训练图解[M].北京：人民卫生出版社，2002.

[17]郑喜垣编著；金真仙，余安胜等编译.图解肌肉运动疗法[M].上海：上海科学技术出版社，2003.

[18]谈辉.针灸治疗腰椎间盘突出所致坐骨神经痛临床疗效的系统评价[D].成都：成都中医药大学，2012.

[19]王平，杨金利主编.腰椎间盘突出症治疗图谱[M].北京：人民军医出版社，2008.

附 录

常用腧穴和经外奇穴

一、手太阴肺经

穴位名	代号	标准定位	简易取穴	主治
中府 Zhongfu	LU1	前正中线旁开6寸，平第一肋间隙处	—	①咳嗽，气喘 ②胸痛，胸部胀满 ③咽喉肿痛
云门 Yunmen	LU2	前正中线旁开6寸，锁骨下窝凹陷处，肩胛骨喙突上方	—	①咳嗽，气喘 ②胸痛，胸部胀满 ③咽喉肿痛
尺泽 Chize	LU5	肘横纹中，肱二头肌腱桡侧凹陷处	肘部微屈，手掌向前上方，触及肘弯里大筋（即肱二头肌）的桡侧，与肘横纹的交点即是	①咳嗽，气喘，咳血，咯血，潮热 ②咽喉肿痛 ③胸部胀满，肘臂痛
孔最 Kongzui	LU6	腕横纹上7寸，尺泽与太渊穴的连线上	先取掌后第一腕横纹及肘横纹之间的中点，由中点向上量一拇指（1寸），平该点水平线，摸前臂外侧骨头的内缘（桡骨尺侧）即是	①咯血，气喘，咳嗽 ②咽喉肿痛，失音 ③肘臂挛痛 ④痔疾
列缺 Lieque	LU7	腕横纹上1.5寸，桡骨茎突上方	两手张开虎口，垂直交叉，一侧食指压在另一侧的腕后桡侧高突处，当食指尖所指处赤白肉际的凹陷即是	①头痛项强，面瘫 ②伤风，咳嗽，气喘 ③咽喉肿痛，失音 ④手腕疼痛无力 ⑤热淋
太渊 Taiyuan	LU9	腕掌侧横纹桡侧，桡动脉搏动处	伸手仰掌，腕横纹上，于桡动脉桡侧凹陷中	①咳嗽，气喘，咳血 ②咽喉肿痛 ③无脉症 ④手腕痛无力，胸痛
鱼际 Yuji	LU10	第一掌骨中点桡侧，赤白肉际处	屈肘立掌，手掌桡侧掌指关节后第一掌骨中间，赤白肉际（即手掌面与背面交界处）即是	①咳嗽，气喘，咳血 ②咽喉肿痛，失音 ③热病，掌中热
少商 Shaoshang	LU11	拇指桡侧，距指甲角0.1寸	拇指内侧（桡侧），沿拇指指甲的底部与桡侧缘，各引一条直线，其两线的相交点即是	①咽喉肿痛，咳喘 ②急救：中风，昏迷，中暑 ③高热抽搐，癫狂病

二、手阳明大肠经

穴位名	代号	标准定位	简易取穴	主治
合谷 Hegu	LI4	手背第一、二掌骨间，当第二掌骨桡侧中点处	拇、食指并拢，第一、二掌骨间的肌肉隆起之顶端处即为是穴	①头痛，眩晕，面瘫，面肿，齿痛，牙关紧闭，目赤肿痛，鼻渊，鼻衄，咽喉肿痛，失音，耳聋，耳鸣 ②热病，多汗，无汗 ③妇科病：闭经，滞产 ④上肢痿痹，手指挛痛 ⑤咳嗽，瘾疹
阳溪 Yangxi	LI5	腕背横纹桡侧，拇短伸肌腱与拇长伸肌腱之间凹陷中	拇指向上翘起，腕横纹前露出两条筋（即拇长伸肌腱和拇短伸肌腱），此两筋与腕骨、桡骨茎突所形成的凹陷正中即是	①头痛，目赤，耳鸣，耳聋，齿痛，咽喉肿痛 ②手腕痛
曲池 Quchi	LI11	肘横纹外侧端，屈肘，当尺泽与肱骨外上髁连线中点	仰掌屈肘成45°角，肘关节桡侧，肘横纹头即是	①咽喉肿痛，齿痛，目赤痛，面瘫 ②皮肤病，荨麻疹，全身瘙痒，疮疖，湿疹，丹毒 ③热病，眩晕（高血压） ④上肢不遂，肘臂疼痛无力 ⑤腹痛，腹泻
肩髃 Jianyu	LI15	肩部三角肌上，臂外展或向前平伸时，肩峰前下方凹陷中	①上臂外展至水平位时，在肩部高骨（锁骨肩峰端）外，肩关节上出现两个凹陷，前面的凹陷即是 ②上臂外展，屈肘，紧握拳，上肢用力令其肌肉紧张，肩关节上可见一三角形肌肉（三角肌），该肌肉的上部中央即是	①肩臂痛，上肢不遂 ②瘰疬，瘿气

三、足阳明胃经

穴位名	代号	标准定位	简易取穴	主治
承泣 Chengqi	ST1	目正视，瞳孔直下，眼球与眶下缘之间	—	①目赤肿痛，迎风流泪，夜盲，视物不清 ②面瘫，眼睑动
四白 Sibai	ST2	目正视，瞳孔直下，当眶下孔凹陷中	同身拇指横放在眼下，拇指掌指关节横纹垂直正对瞳孔，横纹上端在眼眶骨下缘中点，横纹下端即是	①面瘫，眼睑眴动 ②面痛，胆道蛔虫
颊车 Jiache	ST6	下颌角前上方约一横指，当咀嚼时咬肌隆起处	当上下齿咬紧时，在咬肌隆起的高点处	面瘫，齿痛，面痛，颊肿，口噤
下关 Xiaguan	ST7	颧弓与下颌切迹之间的凹陷中	闭口，由耳屏向前循摸有一高骨，其下有一凹陷即是本穴	面瘫，齿痛，面痛，口噤，耳聋，耳鸣
头维 Touwei	ST8	额角发际上0.5寸，头正中线旁开4.5寸	额角向上5分（约半横指）处即是	①头痛，眩晕 ②目痛，迎风流泪，视物不明 ③面瘫，眼睑眴动
天枢 Tianshu	ST25	脐中旁开2寸	由脐中做一条垂直于腹正中线的水平线，再由一乳头与前正中线之间的中点作一条地面的垂直线，此两线的相交点即是	①绕脐腹痛，腹胀肠鸣，呕吐，泄泻，痢疾，便秘，肠痛 ②月经不调，痛经，癥瘕
足三里 Zusanli	ST36	犊鼻下3寸，胫骨前嵴外一横指	站位，用同侧手掌张开虎口，围住髌骨上外缘，四指直指向下，中指尖所指处即是	①胃痛，腹痛，腹胀，呕吐，泄泻，痢疾，便秘，肠痛 ②下肢痿痹，瘫痪，脚气，水肿 ③强壮保健穴，虚劳羸瘦 ④眩晕，癫狂痫 ⑤乳痈，乳汁少 ⑥咳嗽痰多，皮肤病
丰隆 Fenglong	ST40	外踝尖上8寸，距胫骨前嵴二横指	外膝眼（犊鼻）穴与外踝前缘平外踝尖处的连线中点，距胫骨前脊约二横指处即是	①治痰的要穴：痰多咳嗽，头痛，眩晕，癫狂痫 ②下肢痿痹，水肿

穴位名	代号	标准定位	简易取穴	主治
解溪 Jiexi	ST41	足背踝关节横纹的中央，长伸肌腱与趾长伸肌腱之间	平卧足背屈，踝关节前横纹中两条大筋（趾长伸肌腱与长肌腱）之间的凹陷处，与第二足趾正对处即是	①下肢痿痹，瘫痪，垂足，足踝肿痛 ②腹腹胀痛，便秘 ③头痛，眩晕，面肿目赤 ④癫狂病
三阴交 Sanyinjiao	SP6	内踝尖上3寸，胫骨内侧缘后方	以手四指并拢，小指下边缘紧靠内踝尖上，食指上缘所在水平线与胫骨后缘的交点即是	①腹胀肠鸣，泄泻，水肿 ②月经不调，痛经，闭经，带下，阴挺，难产不孕，不育，阳痿，遗精，小便不利，遗尿 ③皮肤病：瘾疹，湿疹，皮肤瘙痒 ④下肢痿痹，脚气，疝气 ⑤失眠
血海 Xuehai	SP10	髌骨内上缘上2寸，股四头肌内侧头的隆起处	患者屈膝，医者以左手掌心按于患者右膝髌上缘，二至五指向上伸直，拇指约呈45°角斜置，拇指尖下是穴	①月经不调，崩漏，闭经，痛经 ②皮肤病：湿疹，皮肤瘙痒，丹毒 ③膝股内侧痛
神门 Shenmen	HT7	尺侧腕屈肌腱桡侧缘，腕横纹尺侧端	仰掌，在尺侧腕屈肌腱的桡侧缘，腕横纹上取穴	①心悸，怔忡，心痛，心烦 ②健忘，失眠，癫狂病 ③腕臂痛 ④胸胁痛

四、足太阳膀胱经

穴位名	代号	标准定位	简易取穴	主治
攒竹 Cuanzhu	BL2	眉头凹陷中	皱起眉头，可见眉毛内侧端隆起处即是	①目视不明，流泪，目赤肿痛，近视 ②眼睑瞤动，眼睑下垂，面瘫 ③头痛，眉棱骨痛
天柱 Tianzhu	BL10	后发际正中旁开1.3寸，斜方肌外缘	哑门穴旁开约二横指，项部大筋外缘处即是	①头痛，眩晕，项强，肩背痛 ②目赤肿痛，鼻塞，咽喉肿痛 ③癫狂病

穴位名	代号	标准定位	简易取穴	主治
肾俞 Shenshu	BL23	第二腰椎棘突下旁开 1.5 寸	先取命门穴，再由命门穴双侧各旁开两横指（食中指）处即是	①月经不调，带下，不孕，不育，遗精，阳痿，遗尿，小便不利，水肿 ②腰腿痛 ③耳鸣，耳聋
大肠俞 Dachangshu	BL25	第四腰椎棘突下旁开 1.5 寸	髂嵴最高点的连线与脊柱之交点即为第四腰椎棘突下，由此向双侧各旁开两横指（食中指）处即是	①腹胀，肠鸣，泄泻，便秘，痢疾，肠痈，痔疾，脱肛 ②腰腿痛
委中 Weizhong	BL40	腘横纹中央	俯卧位，微曲膝，腘窝横纹的中点，即股二头肌肌腱与半腱肌肌腱的中点即是	①腰背痛，腘筋挛急，下肢痿痹，瘫痪 ②小便不利，遗尿 ③腹痛，吐泻 ④丹毒，湿疹，风疹
秩边 Zhibian	BL54	平第四骶后孔，骶正中嵴旁开 3 寸	—	①腰骶痛，下肢痿痹 ②小便不利，便秘，痔疾
昆仑 Kunlun	BL60	外踝尖与跟腱之间凹陷处	外踝尖水平线与跟腱外侧的交点，在外踝尖与该交点间的中点即是	①下肢痿痹，足跟肿痛，踝部肿痛 ②头痛，项强，鼻衄 ③癫狂痫，眩晕 ④难产

五、足少阴肾经

穴位名	代号	标准定位	简易取穴	主治
涌泉 Yongquan	K11	足底第二、三趾趾缝纹端与足跟连线的前 1/3 与后 2/3 交点处，足趾跖屈时呈凹陷	仰卧位，五个足趾屈曲，屈足掌，当足底掌心前面（约足底中线前 1/3 处）正中之凹陷处即是	①急救：小儿惊风，癫狂痫，昏厥，中暑 ②头痛，眩晕，失眠 ③咽喉肿痛，失音 ④小便不利，便秘 ⑤足心热
太溪 Taixi	K13	内踝尖与跟腱之间的凹陷中	足内踝尖与跟腱边缘的连线中点即是	①月经不调，闭经，遗精，阳痿，小便频数 ②失眠，多梦，健忘 ③咳喘，咳血 ④咽喉肿痛，齿痛，耳聋，耳鸣 ⑤腰膝酸痛，足跟痛，内踝痛

穴位名	代号	标准定位	简易取穴	主治
照海 Zhaohai	K16	内踝下方凹陷中	坐位，由内踝尖往下推，至其下缘凹陷处即是	①月经不调，痛经，带下，阴挺，阴痒，小便不利 ②便秘 ③咽干喉痛，目赤肿痛 ④癫狂痫，失眠，嗜睡

六、手厥阴心包经

穴位名	代号	标准定位	简易取穴	主治
内关 Neiguan	PC6	腕横纹上2寸，掌长肌腱与桡侧腕屈肌腱之间	仰掌，微屈腕关节，在掌后第一横纹上两横指，当在这两条大筋处即是	①心痛，心悸，胸闷，心烦 ②癫狂痫，痫病，失眠，眩晕 ③胃痛，呕吐，呃逆 ④肘臂痛，胸胁痛
大陵 Daling	PC7	腕横纹中央，掌长肌腱与桡侧腕屈肌腱之间	—	①心痛，心悸，胸胁痛②癫狂痫 ③口舌生疮，口臭 ④手腕疼痛

七、手少阳三焦经

穴位名	代号	标准定位	简易取穴	主治
外关 Waiguan	SJ5	阳池与肘尖的连线上，桡骨与尺骨之间，腕背横纹上2寸	立掌，腕背横纹中点上两横指，前臂两骨头（桡骨、尺骨）之间即是	①耳聋，耳鸣 ②胁肋痛，上肢痿痹，瘫痪 ③热病，头痛，目赤痛
肩髎 Jianliao	SJ14	肩峰后下方，上臂外展时肩髎穴后方的凹陷中	—	肩臂痛，上肢瘫痪
翳风 Yifeng	SJ17	耳垂后方，当乳突与下颌角之间的凹陷中	—	①耳鸣，耳聋，耳部肿痛 ②面瘫，面颊肿，齿痛，牙关紧闭
丝竹空 Sizhukong	SJ23	眉梢凹陷处	—	①目赤痛，眼睑𥄉动 ②偏头痛，眉棱骨痛

八、足少阳胆经

穴位名	代号	标准定位	简易取穴	主治
瞳子髎 Tongziliao	GB1	目外眦旁，当眶外侧缘处	—	①目赤肿痛，目翳，青盲 ②偏头痛，面瘫
率谷 Shuaigu	GB8	当耳尖直上入发际1.5寸	正坐位，用同侧食、中指将耳廓卷起，对侧手臂绕头颅后侧至取穴侧耳，且食、中指并拢，其第一、二节间背侧横纹垂直于耳尖，在中指第一、二节间背侧横纹颞处即是	①偏头痛，眩晕 ②小儿惊风
风池 Fengchi	GB20	后发际正中上1寸，胸锁乳突肌与斜方肌上端之间的凹陷处	俯伏坐位，医者从枕骨粗隆两侧向下推按，当至枕骨下凹陷处与乳突之间时，用力按有麻胀感处即是	①感冒，发热，头痛，项背强痛 ②眩晕，癫狂痫，中风 ③目赤肿痛，青盲，鼻渊、鼻衄，鼻蛆 ④疟疾，瘿气
环跳 Huantiao	GB30	股骨大转子高点与骶管裂孔连线的外1/3与内2/3的交点处	侧卧位，下面的腿伸直，以拇指指关节横纹，按在大转子头上，当拇指尖所指处即是	下肢痿痹，瘫痪，腰腿痛
风市 Fengshi	GB31	大腿外侧部的中线上，腘横纹上7寸	患者以手贴于腿外，中指尖下是穴	①瘾疹，全身瘙痒 ②下肢痿痹，下肢瘫痪
阳陵泉 Yanglingquan	GB34	当腓骨头前下方凹陷处	坐位，屈膝成90°，膝关节外下方，腓骨小头前缘与下缘交叉处有一凹陷即是	①胁痛，口苦，呕吐，黄疸 ②下肢痿痹，膝肿痛，筋脉拘挛，下肢瘫痪 ③小儿惊风
悬钟 Xuanzhong	GB39	外踝高点上3寸，腓骨前缘	由外踝尖直向上量四横指，当腓骨后缘处即是	①颈项强痛，偏头痛 ②下肢痿痹，外踝肿痛 ③下肢瘫痪，胸胁胀痛

九、足厥阴肝经

穴位名	代号	标准定位	简易取穴	主治
太冲 Taichong	LR3	足背第一、二趾骨结合部之前的凹陷中	足背，由第一、二趾间缝纹头向足背上推，至其两骨联合前缘凹陷中（约缝纹头上两横指）处即是	①胁肋痛，头痛，目眩 ②痛经，带下，阴肿，月经不调，崩漏，疝气 ③目赤肿痛，面瘫 ④癫狂痫，小儿惊风 ⑤下肢痿痹，下肢不遂 ⑥呕逆

十、奇经腧穴

（一）督脉

穴位名	代号	标准定位	简易取穴	主治
大椎 Dazhui	DU14	第七颈椎棘突下凹陷中	坐位低头，项后最上方突起之椎骨（其特点是该椎骨用手按住时能感到随颈部左右摇头而活动）的下缘凹陷处即是	①热病，疟疾，骨蒸盗汗，咳嗽，气喘 ②癫病，小儿惊风 ③感冒，畏寒，风疹，头项强痛
百会 Baihui	DU20	前发际正中直上5寸，或两耳尖连线的中点	两耳尖连线中点处即是	①头痛，眩晕，偏瘫 ②癫狂病，不寐，健忘 ③脱肛，阴挺
上星 Shangxing	DU23	前发际正中直上1寸	—	①鼻渊，鼻衄，目痛，头痛，眩晕，癫狂 ②热病
神庭 Shenting	DU24	前发际正中直上0.5寸	坐位，目平视，上星穴与前发际之间的中点处即是	①头痛，眩晕，失眠，癫病 ②鼻渊，流泪，目痛

（二）任脉

穴位名	代号	标准定位	简易取穴	主治
关元 Guanyuan	RN4	腹正中线上，脐中下3寸	脐中直下四横指处即是	①遗精，阳痿，崩漏，月经不调，带下，阴痒，闭经，痛经，阴挺，不孕，不育 ②遗尿，癃闭，小便不利 ③下腹痛，疝气 ④中风脱证，虚劳，脱肛，泄泻眩晕等 ⑤强壮作用，为保健的要穴

穴位名	代号	标准定位	简易取穴	主治
气海 Qihai	RN6	腹正中线上，脐中下1.5寸	肚脐直下食、中两横指（约1.5寸）处即是	①遗精，阳痿，崩漏，月经不调，带下，阴痒，闭经，痛经，阴挺，不孕，不育 ②遗尿，癃闭，小便不利 ③下腹痛，疝气 ④中风脱证，虚劳，脱肛，泄泻眩晕等 ⑤强壮作用，为保健的要穴
中脘 Zhongwan	RN12	腹正中线上，脐中上4寸	脐中央与胸骨体下缘连线的中点处即是	①胃脘痛，呕吐，腹胀，腹痛，食谷不化，泄泻，水肿 ②咳嗽痰多，气喘 ③便秘，便血 ④癫狂痫，失眠，脏躁
膻中 Danzhong	RN17	前正中线上，平第四肋间，两乳头连线的中点	两乳头之间中点	①咳嗽，气喘，胸闷痛 ②心痛，心悸，心烦 ③噎膈，呕吐 ④乳汁少，乳痈，乳癖
天突 Tiantu	RN22	胸骨上窝中央	仰靠坐位，胸骨上端凹陷中即是	①咳嗽，哮喘，胸痛，咯血 ②喉痒咽干，咽喉肿痛，梅核气，瘿气，暴喑，噎膈
廉泉 Lianquan	RN23	喉结上方，舌骨体上缘的中点处	—	①舌下肿痛，流涎，舌强 ②哑证，暴喑，中风失语 ③吞咽困难，咽喉肿痛

十一、经外奇穴

穴位名	代号	标准定位	简易取穴	主治
印堂 Yintang	EX-HN3	两眉头连线的中点	仰卧位，两眉头连线之中点处即是	头痛，眩晕，失眠，鼻衄，鼻渊，目赤肿痛，小儿惊风
鱼腰 Yuyao	EX-HN4	眉毛的中心	—	目赤肿痛，目翳，眉棱骨痛，眼睑下垂
太阳 Taiyang	EX-HN5	眉梢与目外眦之间向后约1寸处凹陷中	为眉梢延长线与目外眦延长线之交点处即是	偏正头痛，目赤肿痛，目眩，面瘫
腰眼 Yaoyan	EX-B6	第四腰椎棘突下，旁开3.5寸凹陷中	—	腰痛，月经不调，带下

穴位名	代号	标准定位	简易取穴	主治
落枕穴 Laozhen xue	EX−UE 12	手背，第二、三掌骨间，指掌关节后约0.5寸	握拳俯掌，掌背第二、三掌骨之间，自高突骨（掌指关节）后0.5寸	落枕，手臂痛
鹤顶 Heding	EX−LE2	髌骨上缘正中凹陷处	—	膝痛，瘫痪
膝眼 Xiyan	EX−LE5	髌韧带两侧凹陷中	—	膝痛，脚气

（张玮）